Cómo Perder 100 Libras

Grupo de 6 Libros

P. Seymour

Contents

Una Nota de Paula...

Bienvenidos a la guía de recopilación de mi serie de 6 libros "Cómo perder 100 Libras".

No sé si adquirieron "Cómo perder 100 Libras" porque tienen más de 100 libras que perder o si son menos. De cualquier modo, quiero que sepan que esta serie de libros fue hecha con mucho amor de mi parte. Realmente espero que puedan escuchar mi corazón a través de las paginas mientras me esfuerzo por transmitir que de verdad entiendo cómo puedes estar sintiéndote. Se lo que es querer rendirse. Se lo que se siente dejar que el peso controle nuestras vidas.

POR FAVOR escúchame cuando digo que no estás sola y que REALMENTE puedes cambiar tu vida.

Eres completamente capaz y no necesitas una dieta de moda o un plan de pérdida de peso rápido.

Necesitas ser capaz de creer en ti misma y necesitas saber que TÚ puedes crear un plan realista que te pondrá a perder peso Y a disfrutar tu vida mientras lo haces. Esto es posible y no es SOLO lo que se refiere a la balanza.

Soy sólo una mujer "común" perdiendo más de 100 lbs que ha encontrado una serie de estrategias que resultaron para mí. En este libro te quiero ayudar a desarrollar tu propia caja de herramientas de ideas y recursos que te ayudarán a crear TU plan para el éxito, encontrar la motivación que necesitas, establecer metas realistas, y desarrollar tu plan de comidas y ejercicios. En la sección final del libro, también repaso los modos en los que puedes volver al camino correcto después de haber aumentado de peso. Yo pasé por eso y sé que puede ser un desafío.

Perder peso y estar saludable ha impactado cada área de mi vida y quiero eso para ti. Aún no estoy allí, pero sé que MUCHO de este camino se trata de comenzar y quiero ayudarte con eso.

Déjame caminar contigo mientras creas tu plan para conseguir tu propio éxito.

Estos libros están hechos para ser una serie modelos para ayudarte a encontrar la motivación y las herramientas que necesitarás para llegar hasta el final con cualquier plan de pérdida de peso. De verdad aprecio mucho sus reseñas y comentarios como amo ponerle nombres a esos que están creando una vida sana y feliz. Me encantaría ser tu mejor porrista, si me dejas.

Por TU éxito,

Paula

Visita el link debajo para descargar mi regalo GRATIS para ti - "Tu Exitoso Plan para Perder Peso". (Y para ser notificado cuando haya nuevos títulos y ofertas especiales)
http://www.celebrateweightloss.com

Por favor también únete a nuestra página de Facebook - hay un gran y solidario grupo de personas aquí:

http://www.facebook.com/howtolose100pounds

Libro 1: Creando TU Plan para el Éxito en la Pérdida de Peso

Una nota personal

¿Has tenido suficiente de ser gorda?

Te preocupas o piensas en…

- ¿Problemas graves de salud, como alta presión arterial, diabetes o problemas cardíacos?
- ¿conseguir un seguro médico?
- ¿Caber en el asiento de un avión, o entrar a un autobús lleno de gente?
- ¿Una silla o cama que se rompa por tu peso cuando visitas a amigos o familiares?
- ¿Ser juzgada en silencio y hacerte sentir terrible por tu tamaño?
- ¿Niños o adultos diciendo cosas hirientes sobre ti?
- ¿Ver las últimas tendencias de la moda y sólo soñar en poder usarlas y verte bien?
- ¿Sentirte fea y poco atractiva y pensar que nunca encontrarás a ese alguien especial?

Si puedes relacionarte con CUALQUIERA DE ESTAS COSAS, entonces tú y yo tenemos algo en común, amiga mía.

En Diciembre del 2006, pesaba 278 libras.
Tomaba medicamentos para la alta presión arterial.
Me sentía cansada subiendo un tramo de escaleras.
Pasaba más y más tiempo sola.
Estaba deprimida.
En general, me sentía mal conmigo misma.

Caí hasta el fondo, y supe que tenía que tomar la decisión de cambiar mi vida y la dirección hacia la que me dirigía.

Estaba HARTA de las dietas, y llegué a la conclusión de que no hay NINGUNA fórmula mágica para adelgazar. Lamento si has pasado por esto, pero llegar a esa conclusión puede llegar a cambiar las cosas para ti.

Sólo soy una mujer "común" perdiendo 100+ libras y en este libro quiero darte algunas herramientas para crear ese plan FINAL que puede funcionar para ti Y ayudarte a hacerlo con una sonrisa en tu rostro (bueno ¡la mayor parte del tiempo!) Y finalmente llegar a ese lugar de salud y felicidad que TÚ mereces.

Perder peso y estar saludable ha afectado todas las áreas de mi vida y yo quiero eso para ti. Yo no he estoy ahí todavía, pero sí sé que LA MAYORÍA del camino es sobre cómo comenzar y yo te puedo ayudar con eso.

Déjame guiarte en esto mientras creas un plan para tu propio éxito.

En la serie de libros, "Cómo Perder 100 Libras", cubriremos cosas como:

- estar clara con lo que quieres para ti.
- crear metas y fechas límite
- estrategias de comida y ejercicio
- consejos para ayudarte a través de mesetas
- ... ¡y más!

Este libro, el cual es Vol. 1, como todos los demás pueden ser leídos por si solos. Está destinado a ser un modelo para ayudarte a ponerte en marcha con tu propio plan de pérdida de peso de forma rápida.

Por TU éxito,

Paula

Crea TU Reto de Pérdida de Peso

En Diciembre del 2006 tomé la decisión de cambiar mi vida

Tenía 37, estaba soltera, con sobrepeso, poco saludable y muy infeliz. Había hecho metas y promesas a mí misma en el pasado, pero sabía que era tiempo de ver donde estaba en mi vida. Literalmente comencé a pensar que si no cambiaba, moriría.

Como gran fanática del programa de televisión, "The Biggest Loser", decidí crear un tipo de reto para mí misma. Sin excusas, mientras estuviera creando...un plan para estar saludable, feliz, y crear el tipo de vida que sentía estaba destinada a vivir.

En este libro, quiero animarte a crear tu propio reto de peso personal.

Todo esto se trata de TI, pero haré sugerencias que funcionaron para mí y áreas claves que siento te ayudaran a mejorar tu nivel de éxito en este camino.

Áreas Claves y Sugerencias para planear TU propio reto de pérdida de peso:

1. El Gran Chequeo de la Realidad

Esto implica enfrentar el peso, pero también hablaremos acerca de estar expuestos a todo tipo de emociones que vienen con eso. ¿Cómo te sientes físicamente? ¿Emocionalmente? ¿Socialmente? ¿Cómo ha cambiado tu vida desde que tienes ese peso extra? Esto no se trata de culparte o hacerte sentir mal. Sólo podemos cambiar lo que estamos dispuestos a aceptar - este es el primer paso en el cambio que será increíblemente positivo en tu vida.

2. ¿Necesitas Hacerle una Visita a Tu Doctor?

Esta es la parte en la que se vuelve real. Sé que para mí donde yo estaba me asusté físicamente en hacer un cambio. Yo estaba en riesgo por muchos problemas relacionados con el peso y ya estaba tomando medicamentos para la presión arterial. Permítete ser realista con los hechos de la condición de tu salud actual, sabiendo que sólo va a mejorar a partir de este momento. Recomiendo altamente antes de comenzar cualquier ejercicio o cambios drásticos en tu dieta que consultes con tu médico.

3. ¿Cuál es Tú Visión para la "Nueva Tú"?

¿Cómo te ves a ti misma cuando te imaginas tu peso saludable? No sólo en cómo te verás, sino también en cómo te sentirás. ¿Cómo haces que tu día sea diferente? ¿Con qué tipo de personas socializas y qué tipo de actividades nuevas te ves haciendo?

4. Estar Clara Con Tu Motivación Para Perder Peso

Creo que es importante reconocer el "porque" detrás del deseo de perder peso y tratar de encontrar algunas razones diferentes a las razones físicas. Seguro que será genial poder usar jeans de nuevo y sentirte bien cuando vayas a salir ¿pero cómo va a cambiar esto tu día-a-día?

5. La Importancia de Tener Objetivos, Metas e Hitos

Vamos a hablar acerca de las herramientas que podrías utilizar para marcar tus metas y hacerle seguimiento a tu progreso. Tener una meta definitiva y separarla en pasos más sencillos de hacer será una parte sumamente importante en este proceso.

6. Preparación Para Tu Reto de Pérdida de Peso.

Aquí hablaremos de las herramientas que necesitarás para comenzar. Haremos tu lista fitness y una sugerencia para una lista inicial de supermercado, así como otras herramientas que me han ayudado a lo largo del camino.

7. Hacer un Seguimiento y Estar Preparada para Celebrar Tus Logros e Hitos en el Camino

Gran parte de la importancia de definir tus metas claras tiene que ver con celebrar en el camino mientras cumples esas metas e hitos. Si eres como yo, y tienes más de 100 libras más o menos por perder, puedes estar segura de que esto no va a pasar de un día para otro o en unos pocos meses. Habrá metas anuales, quincenales y mensuales con las cuales trabajar y más te vale creer que te voy a motivar para celebrar ¡cada una de esas metas en el camino!

¿Estás lista? Esto es para ti, amiga mía. No esperes al Año Nuevo. Puedes tener grandes logros y un montón de momentos mientras llega el año nuevo, sabiendo que este será el año en que cambiaras la dirección de tu vida.

¡Sé que puedes hacerlo! No puedo esperar para oír todo acerca del tema.

El Gran Chequeo de la Realidad

Uno de los primeros pasos para planear tu reto de pérdida de peso es aceptar tu realidad. No puedes cambiar algo que no sabes y sé que más que cualquiera lo fácil que es entrar en negación cuando tiene que ver con nuestro peso y cómo te sientes contigo misma.

Realmente quiero alentarte a tomar tu tiempo para sentir el "peso" completo de lo que tu exceso de peso te ha costado a través de los años. ¿Cuáles son las cosas de las que te has perdido? ¿De qué manera has dejado de cuidar de ti? ¿Cuál es el dialogo que pasa por tu cabeza cuando te ves en el espejo?

Esto no se trata de vergüenza o culpa.

Algunas Ideas Para Aceptar la Realidad

Es Momento de Enfrentar el Peso

Respira hondo y prepárate para el número. Te prometo que la parte más difícil de este proceso será enfrentar el peso y comenzar. Una vez que sepas donde estás, entonces puedes crear objetivos. Una vez que tengas tu objetivo ¡es marcha adelante mi amiga!

Si estás en el mismo bote en el que yo estaba, con más de 100 libras que perder, el peso seguramente no es tu amigo. Yo rara vez me pesaba. De hecho, al momento de comenzar mi reto de pérdida de peso, ni siquiera tenía un peso. Creo que esto permitió mi aumento de peso durante los años. Hay algo sobre enfrentar los números que hacen que la realidad te llegue. A pesar de que esto es muy difícil, creo que esta negación nunca es buena y sólo permitirá continuar en un espiral en la dirección a la que no quieres ir.

Así que prepárate, reúne el coraje y tira tu ropa. Si estás determinada a perder peso, este es el punto más difícil, justo aquí. Una vez que tengas este número de partida comenzarás a disfrutar del paso a paso en la escala de medida que empiezan a ver los números bajar. Eso es en lo que te tienes que enfocar.

Tomar Medidas.

Mientras estás en ello, saca la cinta métrica. Me agradecerás más adelante mientras las pulgadas empiezan a caer y nos fijamos en lo que has logrado. Encuentra lugares clave que te gustaría medir. Yo reviso todos éstos - parte superior del brazo, el pecho, la cintura, las caderas, los muslos. Mide y registra para que sepas cuál va a ser tu punto de partida. Habrá momentos más tarde, cuando es posible que te sientas frustrada con la balanza. Para mí algunas veces cuando la balanza no se movía tanto como me gustaría, yo estaba feliz de anotar una pérdida de centímetros en áreas clave.

Registro en un Diario

También te sugiero utilizar en este momento para escribir en un diario. Por lo menos, encuentra un lugar cómodo para estar callada por un periodo de tiempo y pregúntate a ti misma las siguientes preguntas:

1. ¿Cuál es tu realidad física en este momento?

¿Cuánto peso extra tienes encima? ¿Qué tan difícil es para ti hacer cosas de tu día-a-día como subir unas escaleras o amarrar tus agujetas? Sé que para mí, cuando me enfrentaba a este sentimiento de incomodidad que afectaba mi sueño y de cómo me sentía cuando estaba alrededor de otras personas. SIEMPRE sentía que estaba "utilizando mucho espacio".

2. ¿Qué clase de preocupaciones de salud estás enfrentando?

Aquí quiero alentarte a revisar tu situación presente. ¿Estás enfrentando diabetes o alta presión arterial? ¿Tienes alguna meta para dejar el medicamento que estás utilizando? Echémosle un buen vistazo a lo que te asusta en este departamento. Antes de que empezara a perder peso, puedo recordar un día en particular cuando honestamente pensé que me estaba dando un ataque cardiaco. Resultó ser un ataque de ansiedad pero fue la cosa física más terrorífica que tuve que enfrentar y recuerdo que pensé que pude haber muerto ese día.

3. ¿Cómo es tu vida social?

¿Estas cómoda con esta situación social? ¿O tu peso te hace sentir insegura? ¿Estás constantemente preocupada por lo que otras personas piensen sobre ti? ¿Acaso tu peso te hace sentir aislada? Si eres soltera ¿sientes que te impide conocer a esa persona especial o en las citas en general? Si tienes a alguien en tu vida ¿Ha tu peso afectado tu relación de alguna manera?

4. ¿Cómo estas emocionalmente?

¿Tienes momento, días o semanas de depresión? ¿Cómo es el dialogo interno que para por tu cabeza? ¿Cuándo fue la última vez que recuerdas que te sentiste bien contigo misma? ¿Cómo se sentiría el ser segura de ti misma de nuevo?

5. Finalmente, si esto es algo que es importante para ti (como Cristiana lo era para mí) ¿cómo sientes que tu peso afecta tu vida espiritual?

Lo sé por mí misma, yo realmente quiero hacer lo que yo creo que Dios me ha creado para hacer. Sé que eso incluye estar en mi mejor estado físico así como afecta otras áreas de mi vida. No quiero tener peso en exceso para estar gastando energía en algo que podría aplicar para metas más grandes e importantes en mi vida. ¿Algunas de estas cosas te suenan?

Espero que esto te ayude a comenzar. Recuerda que esto no se trata de culpa para nada ni de golpearte a ti misma. Simplemente estamos creando los fundamentos. ¡Quiero que seas sincera para que puedas crear fuerza de esa honestidad para lograr las grandes cosas que te esperan!

Programar Una Visita Con Tu Doctor

En la última sección, hablamos sobre enfrentar las realidades de lo que nuestro peso en exceso significa para nuestra vida. Sé que para muchos de nosotros, la idea de ir al doctor puede ser lo último que desees hacer, pero de verdad quiero alentarte a ir, especialmente si no has ido en mucho tiempo.

Esto es parte de la honestidad. Sé que para mí, que estaba físicamente asustada me hizo hacer un cambio. Estaba en riesgo de muchos problemas relacionados con el sobrepeso y ya estaba utilizando medicina para la tensión arterial. Permitirte ser honesta con el hecho de la condición de tu salud actual, sabiendo que eso sólo va a mejorar desde este punto. Recomiendo altamente antes de que comiences algún ejercicio, cambios drásticos en tu dieta, que consultes con tu médico.

Si te sientes inquieta con el tema de enfrentar un doctor ¡sujétate fuerte y está lista para dejarle saber que te estás preparando para hacer cambios drásticos en tu salud física y que quieres ser responsable y hacerte un chequeo antes de tu gran hazaña! En serio, están allí para ayudar ¿no?

Obviamente, tú sabes en cierta manera las batallas que estás enfrentando si ya tienes diabetes, alta presión arterial o algo parecido.

Cuando al principio fui al doctor después de no haber ido en un largo tiempo, estás son algunas cosas en las que estaba interesada.

1. Un chequeo exacto de mi peso

También sugiero que te peses en casa (si ya tienes una balanza), justo antes de irte al médico así como lo harás allí en la oficina. (Sin zapatos, por ejemplo) Esto es sólo para ver la precisión de tu balanza. La mía pesaba cerca de 2-3 libras más que la del doctor, pero en realidad nunca la ajuste ya que en ese punto ya había comenzado a perder peso. Así que cuando voy ¡siempre es una grata sorpresa!

2. Una discusión con el doctor sobre lo que sería un peso "saludable" para mí.

Durante todo el recorrido, no me he apegado a un número en específico. Sigo las pautas para lo que debería ser un peso saludable para mi estatura. Calculo que voy a apuntar más o menos a ese rango. Estoy sorprendida de lo saludable que me sentía a las 160 libras, por ejemplo. Por los "cuadros", creo que todavía soy considerada una persona con sobrepeso, sino todavía obesa. Por cierto, mi altura es de 5.5 por lo que no tengo mucha libertad de acción en el departamento de altura.

3. Un plan para dejar de utilizar mi medicina contra la alta presión arterial

Mi doctor fue genial escuchando mi deseo de dejar mi medicamento para la presión arterial. Discutimos mis objetivos y cómo ser capaz por mí misma de chequearlo mientras trabajo para perder peso. Muchos lugares como Wal-Mart y muchas farmacias tienen maquinas gratis donde puedes tomarte la presión arterial. Recomiendo que te la tomes una segunda vez después de estar sentada por un tiempo. He descubierto que mi primer número siempre es más alto pero creo que es por correr hasta la farmacia. En realidad siempre hago que el médico me la tome por segunda vez después de calmarme más. Para mí, fui capaz de cortar mi medicina en dos etapas. La primera etapa pude bajar la dosis y eliminar dos de los medicamentos que estaba tomando.

4. Un plan para mis continuas visitas al doctor.

Por mí, me comprometí a chequearme mensualmente para por lo menos tener mi presión sanguínea monitoreada. ¡En realidad comencé a ansiar mis visitas al doctor ya que mi peso seria chequeado y habría alabos por todas partes! No tengo seguro médico por el momento, así que si tú tampoco tienes por cualquier razón, siento tu dolor ahí. Las visitas al doctor pueden ser costosas. Creo que en muchos lugares están dispuestos a trabajar contigo, así que comprueba alrededor si estás en esta situación. Sé que la mía me permite entrar y hacer que me tomen la presión arterial sin cargos.

Diez meses y 75 libras en mi reto para perder peso, tengo un certificado de buena salud de mi médico. ¡woohoo! Yo estaba completamente fuera de mi medicamento para ese entonces y él había estado monitoreando mi presión arterial durante un rato. Este fue un gran éxito para mí y si estás batallando problemas de salud que son afectados por tu obesidad, los cambios que verás físicamente serán increíbles para ti también.

¡Hagamos de nuestra salud nuestra prioridad #1 mientras avanzamos en nuestro reto!

Tener una Visión para la "Nueva Tú"

Aquí quisiera que te adelantaras a la mejor versión de ti que te puedas imaginar. NO edites esta imagen - aquí es donde quiero que sueñes con tu futuro - el futuro que vas a crear.

Ten cuidado de no quedarte estancada en la antigua imagen de ti. Por ejemplo, si estás cerca de cumplir los 40 (¡como yo!) ¡No sugiero que coloques una imagen de tu fiesta de graduación de la escuela en el refrigerador! Hey, hemos hecho muchas cosas desde la fiesta de graduación ¿¡cierto?!

Puedes imaginar una versión más saludable y delgada de ti. Para mí, realmente trate de remplazar viejas ideas por el deseo de ser delgada con una visión de alguien que fuera saludable y fuerte. Sabía que la delgadez seria parte de eso, PERO no quería que eso fuera el final, que fuera todo. Si la meta es salud, puedes disfrutar y darte cuenta que es mucho más cercana en tu meta. Comencé a sentirme fuerte y sana mucho antes de gustarme lo que veía en el espejo.

Aquí hay algunas sugerencias y te alentaré a escribir esto en tu diario.

1. ¿Cómo te verás físicamente?

Si tienes una foto relativamente reciente de una versión más delgada y saludable de ti, tal vez querrás sacarla para hacerte sentir que sucederá, para inspirarte. Imagínate en un par de jeans, y lindo vestido o cualquier pieza de ropa que mueres por usar. Al principio de mi viaje, un buen amigo realmente me animó a imaginarme a mí misma en un artículo específico de ropa. Para mí, me imaginaba con un vestido azul.

Meses después, yo estaba buscando algo que ponerme para una boda de verano al aire libre y me encontré a mi misma en el probador mirando un reflejo de mí en el espejo ¡que me hizo llorar! ¡¡¡Era el vestido azul!!! Entallado a la cintura, los brazos desnudos, ¡toda la cosa! ¡Wow! Si, ¡crea una versión de ti misma! Llegarás allí y yo quiero que tengas un momento así.

2. ¿Cómo te sentirías?

Si estás en un lugar parecido como estaba yo cuando empecé, es probable que vayas a la cama y despiertes sintiéndote débil. Estaba poniendo basura en mi cuerpo que estaba agotando mi nivel de energía y ¡me sentía enferma y muy cansada! Imagina sentirte que comes por energía y te ejercitas porque disfrutas el sentimiento que te da y lo fuerte que te sientes después. Imagínate corriendo cuesta arriba por esas escaleras mientras cargas las bolsas de las compras.

3. ¿Cómo va de diferente tu día?

¿Qué cosas en tu día-a-día serán diferentes para ti? ¿Hay cosas, personas y lugares que actualmente evitas por tu peso o por cómo te sientes? ¿Qué harías si tuvieras un poco más de tiempo en tu día? No sé cómo funciona esto, pero te puedo decir que pensaba que no tenía tiempo para ejercitarme la mayoría de los días. Lo que descubrí fue que si planeo hacer ejercicio durante el día, yo soy mucho más productiva y organizada durante todo el día a diferencia de los días en los que no hago ejercicio.

Imagínate estos días productivos para ti. ¿Cómo sería tu día perfecto? Sigamos en esa dirección.

4. ¿Cómo ves cambiada tu vida social?

¿Hay cosas en las que actualmente no te involucras a consecuencia de tu peso? ¿Grupos en los que quisieras unirte? ¿Tal vez eres soltera y te alejas a propósito de la escena de las citas? Comienza a soñar y hacer la lista de cosas en la que quieres involucrarte socialmente. Puedes sorprenderte y encontrar un grupo local de caminadores (o de cualquier tipo de ejercicio) al que quisieras unirte. Yo era una persona solitaria cuando tenía sobrepeso. Pensé mucho que tenía que ver con la manera que me sentía conmigo misma, pero también me he dado cuenta que no tenía necesidad de ser muy sociable. Estoy trabajando para tener un balance.

5. Imagínate en 1-2 años desde ahora si tú no haces nada para cambiar tu situación actual referente a tu salud y peso.

Esta es difícil, lo sé. Para mí, comencé a cambiar cuando tenía 37. En mi mente, mire 3 años en el futuro y pensé sobre como me quería sentir al cumplir los 40. Sabía que si no cambiaba o empezaba a cambiar algo en ese momento, yo posiblemente podría encontrarme cumpliendo 40 estando gorda, enferma, sola y simplemente todo alrededor de la sensación horrible. Yo sabía sin ninguna duda que quería algo diferente... que podía crear una realidad diferente para mí. No insistiré en esto, pero sé que realmente tomar la decisión de cambiar es la mitad de la batalla. Puedes estar en un lugar completamente diferente de aquí a un año.

Ahora que tienes una visión más clara en tu cabeza para la "nueva yo", prepárate para poner tu pluma al papel una vez más en nuestras próximas secciones a medida que profundizamos un poco más en tener realmente claro cuáles son las motivaciones para perder el peso y estar saludable.

¿Cuál es el "por qué" detrás del deseo de perder peso? ¡Esto es lo que te motivara a seguir adelante!

Tener Claro Cuáles Son Tus Motivaciones para Perder Peso

En las últimas páginas, hablamos sobre como imaginabas tu nueva vida saludable. Esta es una imagen de ti tanto físicamente así como una visión de como podría cambiar tu día-a-día. Aquí, quiero llegar aún más claro sobre la imagen para que estés plenamente consciente de lo que son tus motivaciones para perder peso. Creo que es importante reconocer el "por qué" detrás del deseo de perder peso y tratar de encontrar algunas razones que no sean aquellas que son sólo físicas.

Voy a compartir contigo algunos de los motivos que personalmente se me ocurrieron al comienzo de mi desafío de pérdida de peso. ¿Tal vez algunos de ellos sonarán verdaderos para ti también? Espero que esto te ayude a pensar acerca de lo que es verdaderamente la causa de tu deseo de perder peso.

1. Físico

- Tuve que aceptar el hecho de que tenía dificultad de caminar incluso por 15 minutos. Mi cuerpo me dolía, se me iba el aire rápidamente y mi espalda me dolía.

- Vivía con un sentimiento general de incomodidad todos los días.

- No dormía bien por las noches.
- No podía amarrar mis agujetas estando sentada. (Necesitaba levantarme y agacharme para poder hacerlo y era difícil)
- Los asientos públicos eran normalmente lugares apretados. (Restaurantes, aviones, atracciones de ferias - ¡ugh!)

2. Salud (problemas actuales y potenciales)

- Tenia la presión alta y tomando medicamentos por 3 años.

- Había experimentado un poco de entumecimiento en mis piernas, pies y en la cara a veces - esto era algo que de verdad había comenzado a asustarme.

- había experimentado ataques de ansiedad y una vez pensé seriamente que me estaba dando un ataque al corazón hasta que mi doctor me diagnosticó. (PERO esto fue algo que realmente me llevo a casa pensado que podría estar matándome por no preocuparme por mi situación de sobrepeso)

- Estaba sufriendo de algo de depresión y me sentía muy mal y que tenía mucho que ver con mi sobrepeso y la manera en que me sentía de mi misma.

- Sabía que mi obesidad me estaba poniendo en riesgo de muchas cosas. Tenía miedo de sufrir de diabetes y esto es algo que mi doctor me había señalado antes.

3. Social

- Más que todo no me importaba salir ni estar alrededor de otras personas. Me había comenzado a aislarme.

- Habían muchos pensamientos negativos rondando mi cabeza durante mis momentos con otras personas. Me sentía avergonzada de mi tamaño y la mayor parte del tiempo sentía que estaba desperdiciando mucho espacio - ¡ugh! ¡¿Qué tan horrible es eso?!

- Iba a cumplir 27 años como una mujer soltera. Sí, quería conocer a mi futuro esposo. Definitivamente sentí que mi peso me estaba frenando de este potencial, porque sentía que nadie estaría interesado en mí con el peso en el que estaba... no sólo por la apariencia exterior, pero lo que dije acerca de mi falta de disciplina y la preocupación por mí misma.

4. Emocional

- Me había convertido en una gran "farsante" Sabía como pretender confianza y felicidad cuando estaba en situaciones sociales. Las personas no me llamaban tímida y yo no tenía problemas conociendo gente. Si me gustaba tener relación con otras personas. Sin embargo, esto no concordaba con cómo me sentía en el interior.

- Me sentía muy incómoda en el calor- No tenía la ropa más apropiada. Me sentía muy insegura por mis brazos para usar ropa sin mangas Y no podía esperar a disfrutar de -- ¡bellas playas en un traje de baño! De verdad que me agrada nadar en el océano y han pasado años desde que lo hice. (porque no quería utilizar mi traje de baño en público)

- Me gustaba pensar que estaba bien con mi soltería, pero lloraba hasta dormir algunas noches y para ser sincera conmigo misma (y contigo) tenía miedo de terminar sola... que nadie nunca me amaría ni que nadie nunca quisiera compartir su vida conmigo. Sabía que de verdad quería esto y quería dar lo mejor de mí para mi futuro esposo. Esto incluía la salud y la confianza que vendría con perder peso.

- Han pasado años desde que fui capaz de comprar en una tiendo de ropa "regular" No estoy diciendo nada negativo de mi usual Lane Bryant o Avenue por ejemplo, PERO no podía esperar a poder entrar a una Gap o Old Navy y poder comprar por lo menos su par de jeans más grandes. Hay MUCHAS más opciones disponibles para las personas que no tienen sobrepeso.

- Mi otro gran problema en el momento eran las finanzas y las deudas. Realmente creía que si podía hacer frente al tema del peso y alcanzar esas metas, luego podría aplicar la misma motivación y el enfoque hacia mi negocio y metas financieras, eliminando la deuda de una vez por todas, también. Yo pensaba que habría un gran impulso que servirán en cada área de mi vida.

- No sabía si mi depresión podría ser curada con un plan de ejercicio. Si creía en mi caso, de que era un gran contribuyente de cómo me sentía mentalmente y estaba ansiosa de ver como el hacer ejercicio y comer comida saludable afectaría mi estado de ánimo. Siempre optimista, creí que dentro de un par de meses de comenzar mi reto de perder peso las cosas cambiarían mucho en esa área.

5. Espiritual (como Cristiana, esta área era un factor importante en mi vida, también)

- Me volvía loca que mi vida no fuera verdaderamente un testimonio del poder de la vida de Cristo en mí.

- Yo quería dar lo mejor de mí para una relación que creía existiría en mi futuro. Esto incluía mi salud, apariencia externa y autoestima.

- Creía que mi obesidad era el resultado de la falta de disciplina (además de otras cosas) y sabía que mientras más disciplina en mi vida podría no solo ayudarme sino crecer espiritualmente.

- así que creo que mi problema de peso me estaba obstaculizando (¡que yo me estaba obstaculizando!) de ser todo lo que Dios había propuesto para mí.

Espero que mi compartir mis propias motivaciones aquí te ayude a estar clara y honesta acerca de tu propia realidad y las razones por las que deseas perder peso. Creo que tomar algo de tiempo para pensar en esto (y escribiendo en tu diario) te ayudará todavía más cuando se trata de estar centrado en tus esfuerzos para perder peso. Cuando los tiempos son difíciles y tu disciplina es deficiente, puedes obtener un impulso de ir hacia atrás y mirar todas las razones por las que deseas perder el peso.

Metas, Objetivos e Hitos

Estamos comenzando a llegar al meollo de la cuestión sobre comenzar el reto para perder peso. Hemos discutido los aspectos emocionales de por qué querrías perder peso y estoy segura que durante este proceso has enfrentado algunas realidades de como este problema de peso se desarrolló (o se fue de tus manos) en primer lugar.

Ahora es tiempo de empezar a ver tus metas. ¿Cuáles son nuestras metas y el margen de tiempo en el que (realmente) puedes lograrlas?

Cuando comencé mi reto de pérdida de peso, originalmente intentaba perder 128 libras ese primer año. Esta gran meta me inspiró enormemente por la cantidad de peso que veía perdía la gente en el programa de televisión, "The Biggest Loser". No estaba totalmente loca ya que sabía que ellos pasaban increíbles cantidades de tiempo haciendo ejercicio, PERO mi horario era muy flexible y tenía la determinación para hacer lo que fuera necesario para lograr mi meta. Así que, esa fue mi intención cuando comenzó.

Corregí ese reto del primer año en el mes 6 (había perdido 48 libras para ese entonces) para llegar a las 100 libras y de nuevo al mes 9 para perder 85 libras. No estoy diciendo que nadie pueda perder 128 libras en un año. Sé que hay personas que pierden esa cantidad de peso. Sé que para mí, comenzó a verlo como un viaje y reconocí que iba a tomar su tiempo. Lo importante es que quiero que te des cuenta de que la meta no importa tanto como comenzar el proceso.

Ganarás impulso a medida que tú y tus objetivos puedan cambiar, pero te prometo que cuando empieces el proceso de ser sano y perder peso, la cantidad de tiempo que se tarda en llegar a ese número final empieza a importar cada vez menos. A pesar de que ha tomado más tiempo de lo que se había previsto, soy una persona completamente diferente en este punto. Me siento mucho mejor conmigo misma y las mejoras físicas de mi vida han sido asombrosas. Sobre todo, quiero lograr ese última meta de peso y tamaño ahora, para que por fin pueda empezar a construir un vestuario que sé que permanecerá conmigo.

Así que ahora vamos a pasar un poco de tiempo hablando de la fijación de metas...

1. Estableciendo Tu Meta Final de Peso

Sugiero que en lugar de tirar un número aleatorio de secundaria de la nada, que visites y discutas con tu médico un peso saludable para alguien de tu altura, la constitución y la edad. También puedes encontrar una serie de tablas de peso saludable en línea.

2. Estableciendo Tus Márgenes de Tiempo

Dependiendo de la cantidad de peso que tienes que perder, este primer período de tiempo puede ser más o menos de 1 año. Si es más de un año, te sugiero que te decidas por un objetivo realista para el año 1. Este será el punto de salida. Si comienzas maravilloso fuera de la puerta con tu reto, es probable que pierdas mucho peso en el primer mes o 2. Creo que es alcanzable (si tienes una gran cantidad de peso que perder) a esperar que podrías perder 10 a 15 libras el primer mes o 2. He descubierto que con el tiempo, yo tendía a promediar cerca de 7-8 libras al mes en la pérdida de peso. Ten en cuenta que también debes tener un objetivo para ganar músculo que a la larga, es en última instancia lo que quieres... fuerza y la pérdida de grasa.

3. Método de Seguimiento

Has de esto una experiencia agradable para ti. Sal y compra esa agenda en la que estabas pensando, y papel bonito y bolígrafos de colores. No escribas estas metas en pedazo de papel. Esto es un proceso ¡y mantenerte organizada ayudara! Utilizaba una carpeta de tres anillos con separadores-pestañas para cada trimestre. A pesar de ser tan tecnológica, siempre vuelvo a los confiables lápiz y papel.

4. Has de Esta Meta Tu Enfoque

Si tienes que perder mucho peso, has de esta tu enfoque #1 por un tiempo. No hay nada más importante que tu salud y creo que mantenerte saludable y ejercitada afectará cada área de tu vida de manera positiva.

5. Planear

Reserva tiempo para establecer tus metas. Pongo mis metas mensuales al final del mes (trimestrales donde corresponda) y mis metas semanales los domingos. En la mañana, hago una lista de metas para el día.

6. Celebrar Hitos

Cuando completes una meta ¡celebra! El impulso que se sentirá será tremendo y te prometo que las primeras 5 libras que pierdes será el más importante ya que la parte más difícil (en mi opinión) es comenzar.

7. Plan de Revisión

Este ha sido uno de los más grandes puntos que aprender para mí y algo que espero poder aplicar en cada aspecto de mi vida. Yo tiendo a ser un poco de un perfeccionista y creo que esto ha sido sin duda un perjuicio para los intentos de pérdida de peso en el pasado. Me gustaría empezar a hacer algún tipo de programa, caer de la carreta y deshacerme de todo el esfuerzo.

Esta vez realmente reconocí el poder de moverme hacia adelante. Las decisiones del día-a-día que hago no tienen que sacarme de la vía si no son una opción dentro de mi plan. Así que una noche de pizza y alitas de pollo ya no se convierte en comer fuera 4 noches esa la semana. 5 libras ganadas durante un fin de semana no tienen por qué significar una tendencia creciente del aumento de peso después de mi regreso a casa. Es muy importante romper tus metas y mirarlas de mes a mes y trimestre a trimestre. Si necesitas cambiar tu meta anual, adelante.... recuerda que te estás moviendo hacia adelante ¡y eso es lo que realmente importa!

Espero que estos consejos te ayudaran e inspirarán para comenzar a crear tu plan... ¡tu reto para el nuevo tú y el Año Nuevo! ¡Hey, no tienes que esperar al año nuevo para empezar!

Preparando Tu Reto para Perder Peso

El conteo ha empezado. Es hora de ponerte a ti misma físicamente preparada para tu reto de pérdida de peso. Por favor, no dejes que la compra de artículos se interponga en tu manera de empezar. Comienza con lo que tienes ahora. Siempre se puede añadir a tu plan después.

Esta es una lista de algunos artículos básicos que puedes necesitar. Estas son cosas que yo personalmente uso (o he utilizado) en mi día-a-día.

Algunas Sugerencias de Recursos de Motivación:

- Anthony Robbins' ULTIMATE EDGE™! (motivación en general a cambiar tu vida) (en asociación con la Guthy-Renker LLC ANTHONY ROBBINS 'Ultimate Edge ™!)
- libros motivacionales en general
- libros basados en el show de televisión The Biggest Loser

Progreso Relacionado:

- una balanza que mida en incrementos de 0.1 libras
- cinta métrica para registrar tu reducción en pulgadas

Relacionado con Ejercicio:

- zapatos cómodos para caminar (amo los zapatos de ASICS)
- alfombra de piso (si vas a hacer ejercicios relacionados con el suelo)
- conjunto de pesas (5 libras para empezar, trabajando hasta 10 libras)
- iPod (no es esencial, pero me encanta escuchar música mientras camino)
- DVD de ejercicios para Abdominales de 8 minutos (¡hago esto 5 veces a la semana y pienso que ha hecho una GRAN diferencia en mi cintura!)

- DVD de Pilates (hago esto 3 días a la semana y también siento que ha tenido un gran impacto - utilizo "Ana Caban Beginning Mat Workout por Living Arts)
- ropas cómodas (sudaderas, pantaloncillos)

Relacionado con Comida:

- balanza para medir comida
- tazas de medida, cucharas
- diario para comidas (para contar calorías)
- libros de cocina de bajas calorías
- libros para contar calorías (yo utilizo "The Biggest Loser" Contador de Calorías)

Lista de Supermercado: (esta fue mi lista de supermercado inicial - siéntanse libres de modificarla y hacerla suya)

- muchos vegetales: lechuga, zanahorias, pepino, brócoli, judías verdes, papas
- muchas frutas: manzanas (amo las Fuji), bananas, fresas, moras, naranjas, kiwi, peras
- leche descremada
- margarina
- pan de trigo integral
- cereal (trigo triturado, harina de avena)
- huevos
- carne para el almuerzo (pavo o jamón)
- queso (rodajas, trituradas mexicana bajas en grasa, queso parmesano, queso de hebra)
- pasta y salsa para pasta
- arroz (me gusta la Bastami)
- tortillas
- set de condimentos para tacos
- carne de res (solomillo bajo en grasa / calorías)
- pollo
- otras carnes - opciones de proteína

- sopa enlatada baja en sodio

Si piensas que puede ser difícil de averiguar lo que vas a comer, me gustaría empezar tu reto realmente escribiendo tu plan de comidas durante una semana. Me doy cuenta de que esto puede requerir más planificación en función de tu situación. Como una sola persona, la comida era bastante fácil para mí para resolver día a día. Si también estás cocinando para otros, esto puede ser un poco más difícil. Sospecho que toda la familia va a comer más sano como resultado de tu desafío. Por favor, ten en cuenta de que no estoy realmente defendiendo cualquier dieta en especial. Estamos simplemente volviendo a lo básico con comidas equilibradas de los grupos de alimentos.

¡Feliz compra!

¡Registro y Celebración!

Una de las mayores razones por las que te sugiero que tengas un plan escrito para tu reto de pérdida de peso es para que puedas identificar fácilmente tus objetivos y celebrar tus logros en el camino.

Ciertamente alcanzar tu meta de pérdida de peso final será un logro enorme, pero no hay ninguna razón por la que no puedas ni debas también celebrar las metas más pequeñas cumplidas en el camino. Esto te ayudará a mantenerte disciplinada y el desánimo será disminuido si tienes una gran cantidad de peso que perder. Si eres como yo, y tienes más de 100 libras más o menos que perder, puedes estar segura de que esto no va a suceder durante la noche o en un par de meses. Habrá metas anuales, metas trimestrales y metas mensuales ¡y será mejor que creas que te voy a alentar a celebrar cada uno de ellos a lo largo del camino! ¡Aprendamos a disfrutar del proceso de ser saludable y de estar en forma!

Comienza con su objetivo de pérdida de peso final. Piensa en la cantidad de peso que habrás perdido cuando logres este objetivo. Mientras más tengas que perder, mayor la causa de celebración ¿no? Para mí, la idea de perder 145 libras (más o menos) antes de mi cumpleaños número 40 me da la visión de hacer algo fantástico para celebrar. Sigo soñando como será, pero estoy casi segura de que involucrara alguna especie de viaje y seguramente algún tipo de reto físico. Una idea, por ejemplo, es un viaje en bicicleta por Italia. ¡Woohoo! ¡¿Qué tan genial sería eso?!

Piensa en maneras en las que quisieras celebrar. Otra idea que puede ser fantástica y bien pensada sería un paseo de compras. Finalmente el tamaño será estable y puede que incluso puedas buscar ayuda de un comprador profesional o estilista en este punto.

Así que, deberías empezar a soñar sobre cómo podría ser esta celebración para ti. Alcanzar tu meta de pérdida de peso no es una cosa pequeña y poner primero tu salud debería considerarse como un logro importante.

Entonces ¿qué otro hito deberíamos celebrar?

Para mí, algunos de mis hitos de pérdida de peso incluyeron:

1. Perder mis primeras 10 libras (semana 4)
2. Perder mis primeras 20 libras (mes 2)
3. Estar por debajo de las 200 libras (mes 11)
4. Perder 100 libras (1 año, 4 meses)

Otros hitos fueron:

1. Añadir ciclismo a mi rutina de ejercicios (mes 7)
2. Dejar de utilizar mi medicamento para la presión arterial (mes 10)
3. 1000 millas registradas con mi bicicleta (mes 10)
4. Ser capaz de comprar en tiendas "regulares" de ropa
5. Comprar y utilizar un par de jeans
6. Varias millas registradas en bicicleta (¡45 millas hasta la fecha!)
7. Sentirme genial en mi 10ma Reunión de Secundaria (1 año, 8 meses)

Registrar Tu Pérdida de Peso

Sugiero que te peses aproximadamente a la misma hora todos los días con la misma cantidad de ropa para ser más exacta. Para mí, es lo primero que hago en la mañana antes de comer y lo hago desnuda. (hey, voy a quitar cada pedacito que pueda)

Una vez que tengas tu peso inicial, puedes poner tu plan en marcha. Si tienes mucho que perder, creo que es bastante realista (asumiendo que estás determinada y diligente en tus esfuerzos) esperar que pierdas 8-12 libras ese primer mes. Aquí es donde realmente empiezas a conseguir un cierto impulso. Si puedes imaginarte consiguiendo eliminar las primeras 10 libras, esto es totalmente factible durante 30 días a partir de ahora. 10 libras pueden hacer una gran diferencia en tu vida emocionalmente. ¡Necesitas comenzar a moverte y las primeras 10 libras pueden enganchar!

Algunas personas dicen que deberías pesarte una vez por semana más o menos... y que todos los días no es una buena idea. Personalmente yo me peso todas las mañanas, y para mí, es una buena manera de seguir patrones para perder peso y de cómo algunas comidas afectan mi peso día-a-día. Por ejemplo, yo puedo tener un gran día bajo en calorías, pero si hay un alimento que es alto en sodio, como sopa enlatada o jamón, podría mostrarse en la escala como aumento de peso durante un día o 2. Pero ya que me peso todos los días puedo ver que los números vuelven después de mi consistencia dentro de unos días.

Eso sí, ha habido días, semanas, meses ;) donde yo he querido tirar ¡la maldita balanza por la ventana! Ahí es cuando realmente tienes que cavar profundamente, cambiar tu rutina y mirar tus pulgadas, tu ropa y cómo te sientes. Esto sucederá también y voy a hablar más sobre cómo hacer frente a una planicie de pérdida de peso en un libro posterior.

Ahora, en la porción de celebración...

¿Cuáles son las "recompensas" o cosas que puedes hacer para celebrar tus logros durante el camino? Ciertamente habrá necesidad de comprar ropa nueva para eliminar la de mayores tallas. Una cosa de la que me di cuenta durante el camino fue que tan infrecuentemente hacia cosas buenas para mí misma. Cuando me acerque a mis 100 libras, decidí celebrar este hito con un nuevo estilo de cabello (color y corte) y aplicación de maquillaje profesional (y la compra de maquillaje nuevo) Esta fue la recompensa que celebro mis logros así como me ayudo con percepción de la "nueva yo" en la que me estaba convirtiendo.

Sé que muchas personas dicen que no debería darme una recompensa con comida y estoy de acuerdo con esto en general. De todas formas, muchos meses después de pesarme mensualmente (asumiendo que fue un buen mes con la pérdida de peso) me doy un gusto. La mayoría de las veces con pizza y alitas de pollo. Ten mucho cuidado aquí, sin embargo, ya que realmente depende de si esto va a provocar una espiral de provocaciones alimentarias para ti o si puedes soportar el gusto de una noche. Con un buen plan de comida, he descubierto que esto se puede hacer. Si tu viaje de pérdida de peso será largo, creo que es casi necesario planear algún gusto así como eliminar todo lo que amabas de tu dieta puede volverse contra ti.

¡Esta parte de la planeación es divertida! Por favor disfrútala y piensa en lo bien que te sentirás en cada etapa de tu viaje.

Libro 2: Cómo Conseguir Motivación para Perder Peso y Ser Saludable

Una Nota de Paula...

Creo que es bastante más fácil, para alguien que tiene 100 libras de sobrepeso, encontrar motivación para perder peso que alguien que tiene mucho menos peso que perder

¡Cuando tienes más de 100 libras de sobrepeso muchas cosas de verdad apestan! Seamos serios por un momento y reconocer que la obesidad colorea casi todos los aspectos de nuestra vida. Por lo menos así fue para mí. No quiero engañar a nadie haciéndolos pensar que convertirte en alguien saludable hará que todos tus problemas desaparecerán. Por supuesto eso no es verdad y tampoco estoy sugiriendo que alguien que sea obeso no puede ser feliz en diferentes aspectos de su vida.

Mientras estaba en negación sobre mis sentimientos, mi salud y sobre crear una mejor vida para mí, me convertí en una gran soñadora.

Si tienes mucho peso que perder, estoy seguro que te puedes identificar con esto.

En mis sueños sobre ser saludable y atractiva, todo era mejor. Podía imaginarme teniendo una relación, viajando y sintiéndome diferente cuando entraba en una fiesta. Podía imaginarme el milagro de tener una mejor vida.

Cuando finalmente tome la decisión de perder peso y conseguir ese estilo de vida, sabía que estos sueños debían convertirse en el motor detrás de cada decisión diaria que hacía, relacionada con mi salud y mis esfuerzos para perder peso.

Para poder seguir adelante con el plan que desarrollaste en "Creando TU Plan Para tu Éxitos de Pérdida de Peso" (el primer libro en estas series), necesitarás estar extremadamente motivada y esta motivación vendrá de diferentes lugares y diferentes personas.

Solo tú sabes que pensamientos, sueños, imágenes y otros recursos te ayudarán verdaderamente a cavar profundamente para conseguir el éxito que te mereces.

Solo soy una mujer "común" perdiendo +100 libras la cual ha encontrado un número de estrategias que funcionan para mí. En este libro me gustaría desarrollar tu pequeña caja de herramientas de ideas motivacionales que te ayudaran a conseguir el rumbo para escalar esa montaña de pérdida de peso y llevarlo a cabo por ti misma.

Perder peso y estar saludable ha afectado todas las áreas de mi vida y yo quiero eso para ti. Yo no he estoy ahí todavía, pero sí sé que LA MAYORÍA del camino es sobre cómo comenzar y yo te puedo ayudar con eso.

Déjame guiarte en esto mientras creas un plan para tu propio éxito.

Este libro, el cual es el Vol. 2, como todos los demás, puede ser leído por sí mismo. Se supone que sean unos planos para ayudarte a encontrar la motivación que NECESITARÁS para seguir el camino para cualquier plan de pérdida de peso.

Por TU éxito,

Paula

Si no está Motivado, se Producirá un Error

Seamos realistas por un momento. Si eres como yo, probablemente has intentado perder peso muchas veces. Es muy probable que puedas comenzar con una explosión y antes de que lo sepas tan pronto como la urgencia, la ansia, el pensamiento venga a ti, estas corriendo a comprar un helado o lo que sea que este en tus fantasías del momento.

Esta ha sido mi experiencia y te puedo decir que necesitas un plan para cuando esos momentos ataquen.

También te puedo decir que probablemente no siempre funcione - algunas veces, caerás en la tentación. PERO un desliz no tiene que retrasarte si tienes un plan. Cubriremos eso en otro libro.

Por ahora, quiero hablarte acerca de tu plan para superar esos momentos. ¿De dónde vendrá la motivación para DE VERDAD seguir en el camino?

Podemos comenzar con nuestra lista sabiendo las grandes razones del por qué DEBEMOS perder ese peso de una vez por todas...solo para ser descarrilada en una sola decisión.

Necesitas tener una estrategia para cuando enfrentes el momento con una decisión de si o no.

Para mí, esto suele suceder en las tardes mientras veo televisión. Así que saber esto es una cosa segura. Como puedes elegir NO rendirte y sucumbir al antojo de medianoche cuando de repente - en el momento - simplemente no te importa.

Me encanta tener algo visual y todas las sugerencias que tengo para ti son visuales. Debes tener literalmente una foto -real, o una que puedas hacer aparecer fácilmente en tu mente - esa SERÁ tu motivación para tomar la decisión correcta en el momento.

Conoce Tu Historia, luego CAMBIALA

Cada vida viene con una historia...y una posibilidad para una gran aventura. ~ Kobi Yamada

He sido una gran fanática del show de televisión, "The Biggest Loser", desde que comenzó. Una vez escuche al popular entrenador Jillian Michaels decir lo siguiente a uno de los participantes cuando ella estaba luchando con una de las máquinas de hacer ejercicio.

"Esto es una historia en tu cabeza. Nada de esto es real. Todo lo que debes hacer es cambiar de parecer".

¡¿Qué?! ¡Espera un momento! Esta era la mujer más grande que han tenido en el programa hasta la fecha. Si ella sentía que su cuerpo no podía hacer algo ¿era eso incorrecto? Quiero decir, todos tenemos limitaciones físicas... ¿no es así?

Hmmmmmm...

Poco después de esto, estaba haciendo el video de ejercicios de Jillian Michaels: No More Trouble Zones como lo había estado haciendo por semanas. Cada vez que hacia este DVD, había ciertos ejercicios que no podía (¿en serio?) hacer por completo. Uno de ellos era el movimiento de rendición temida donde mantienes tus pesas sobre tu cabeza mientras estas de rodillas y elevandote a la posición de pie.

Así que, en este día en particular me imagine que tal vez este asunto del "no puedo" era solo "una historia en mi cabeza"...tal vez Jillian tenía razón sobre esa participante y ella había estado completando increíbles tareas de aptitud física - ¡tal vez yo podía hacer este tonto movimiento de rendición hasta el final!

Ok ¡imagínate! ¡Cambie mi historia, complete el movimiento!

¿Podía ser ASI de fácil?

¿Cambiar la historia en tu cabeza? ¿CAMBIAR TU VIDA incluso?

Recuerdo el día que decidí comprar una bicicleta. Había perdido 48 libras en esa etapa de mi viaje de pérdida de peso y estaba pesando cerca de 230 libras. Había estado pensando en eso desde hacía un tiempo, pero honestamente tenía la idea de que era algo para lo que tenía que esperar. Después de todo, la gente gorda no puede andar en bicicleta ¿verdad?

Tomé la decisión de ir a la tienda de bicicletas y literalmente me pare ahí a hablar con el vendedor con mis manos en la cintura diciendo..."Ok ¿Soy muy gorda para manejar una bicicleta?" Por supuesto, él lo negó y me vendió la bicicleta que ¡revolucionó mi rutina de ejercicios! Cuando esa historia en mi cabeza cambió, el peso comenzó a irse incluso más rápido porque ¡encontré un tipo de ejercicio que disfrutaba completamente! Manejar la bicicleta por primera vez se ha convertido en uno de mis recuerdos favoritos durante este viaje a la salud, aptitud física y libertad.

Mi viaje de pérdida de peso SI comenzó con una decisión. Había una historia repitiéndose en mi cabeza en el momento que tenía todas las características para un final muy triste... una vida muy triste. He intentado muchas veces perder peso y la historia que me estaba contando a mí misma era que solo podía volver a fallar pero ¿era eso real? ¿Podría ser solo un pensamiento y podía decidir otra cosa?

¿Cuál es la historia que te estas contando a ti misma hoy? ¿Has fallado una y otra vez perdiendo peso? ¿Son las voces que escuchas en tu cabeza, la realidad? ¿O son solo simples palabras?

Si otras personas han perdido la misma cantidad de peso o más de la que tú tienes que perder ¿es posible que tú también puedas tener éxito?

¿Puedes cambiar TU historia?

¡Sé que TÚ puedes! Decide hoy que TU mereces todas las cosas positivas que puedes imaginar están en camino...a pesar de tu pasado, a pesar de tu historia, a pesar de los obstáculos que están ante ti.

Cualquiera que sea la NUEVA historia en tu cabeza...comienza a vivir ESA historia.

Tú POR QUE

Siempre te alentaré a ser positiva y a pensar y hablar en formas que te inspirarán y te darán poder para alcanzar todas tu metas de pérdida de peso. Si eres como yo, has tenido suficiente odio hacia ti mismo y diálogo interno negativo para toda una vida. Terminemos con eso ahora.

Salud

Por un momento, creo que son importantes todas las cosas negativas de tu obesidad. Que te están costando esas libras de más en tu propia vida. Para la mayoría de las personas, lo más fácil de ver al principio - bueno, al menos en términos de la cosa más obvia - es tu salud. Si ya estas lidiando con problemas de salud relacionados con tu obesidad y estas muy consciente de lo que te ha costado y de las ramificaciones que podría tener el NO perder peso.

Tu Familia

¿Eres un padre? Si lo eres, tu peso y salud probablemente si afectan el cómo interactúas con tus hijos. Todos sabemos que los niños tienen mucha energía. Seguirles el paso puede ser difícil incluso para los padres más atléticos. Seguramente también te sientes presionada por el tipo de ejemplo que les estas dando cuando se refiere a hábitos saludables.

Tu Trabajo

¿Tú peso o salud afecta tu carrera? ¿Eres capaz de trabajar en tu máxima potencia? Incluso si tu trabajo no involucra actividad, las probabilidades son que tu peso afecte tu autoestima lo cual podría alterar tu rendimiento en el trabajo.

Tu Relación/Vida Romántica

¿Eres soltera? Este debe ser uno de los problemas sociales más obvios para alguien que tiene sobrepeso y es soltero. No importa cuántas personas digan lo contrario, debe ser difícil de entender como alguien puede estar atraído a nosotros en nuestro peso actual. Esto es tanto un problema emocional como físico.

Relaciones Con Amigos

¿Alguna de tus relaciones ha sufrido por culpa de tu peso y de cómo te sientes contigo misma? Algunas veces nuestros amigos pueden ser nuestros "compañeros del crimen" si también están lidiando con problemas de peso. Si este es el caso, es importante estar rodeada de personas que te ayudarán y no sabotearán tus esfuerzos. Ser saludable juntos puede ser una gran idea si ambos entienden la necesidad de apoyo por parte del otro.

Vida Social

¿Cómo es tu vida social en general? Cuando tus amigos te invitan a salir de la ciudad ¿dices que no porque no tienes nada que ponerte? ¿Dices que no a ir a fiestas porque imaginas a las personas mirándote y pensando en lo mucho que has aumentado de peso? Cuando comiences a ser más sana y comiences a sentirte mejor contigo misma, seguramente estarás más dispuesta a tomar parte de actividades sociales.

¿A qué sueños estas renunciando?

¿Cómo sería tu vida en 5 años si nada cambia o continuas ganando peso y siendo no saludable?

¿Cómo sería tu vida en un año, si comenzarás a hacer cambios positivos que podrían acercarte a tus sueños?

¿Cuál es TU por qué? ¿Que estas determinada a ver para tu propia vida en 1-2 años?

Tener Visión

Ahora tomemos ese factor "porque" a otro nivel. ¡Esta parte es divertida!

¿Que harías si tu peso y salud no fueran un problema? ¡Sueña en GRANDE!

Estos sueños pueden ser las cosas que de verdad te motiven a seguir adelante y no descontar nada. Esto cambiará cuando comiences a darte cuenta del éxito y tal vez descubras metas y sueños que no te atrevías a imaginar.

Por ejemplo, puedes ser esa persona que va de apenas levantarte del sofá a competir en un Hombre de Acero o carrera de tu preferencia. Esto es solo un ejemplo de algo que podría pasar una vez que conectes con ese potencial atleta que vive dentro de ti.

No todos tienen el sueño de ser un atleta y eso está BIEN.

Mi gran ejemplo ha sido mi sueño de viajar y crear un estilo de vida de locación independiente para mí misma. Siempre quise comprar esto pero tener 100+ libras de sobrepeso me hicieron sentir que en verdad nunca lo disfrutaría hasta perder peso. Mi sueño para este tipo de aventura no incluía sentirme cohibida y no saludable.

¿Cuáles son tus sueños? A pesar de si tienen que ver con tu peso y salud actual, te puedo garantizar que alcanzar tus metas de pérdida de peso y salud traerá consigo un sentido de confianza en todas las áreas de tu vida. ¿Quieres sentirte indetenible? ¡Ese SERÁS tú!

Tu gran PORQUE y tu visión de lo que quieres en tu vida serán los motores y la motivación te ayudará a profundizar tu pérdida de peso y tus metas de salud.

Document Tu Punto de Partida

Este paso puede ser uno difícil para ti.

Todos sabemos que la mayoría de las personas que tienen 100 libras (o incluso 20 libras) de sobrepeso no les agrada que les tomen fotos. También me estremecía cuando veía fotos de mi misma. Me atrevería a decir que nunca me gusto ninguna de ellas.

Este es el paso que puedes hacer ahora y después olvidarlo por completo hasta que lo necesites o estés celebrando tu gran éxito. Por favor confía en mí en que me agradecerás por esto después.

Reúne todo tu coraje y tu mejor amigo o un ser querido para capturar tu "foto de antes" Por mucho que estemos acostumbradas a esconder nuestra gordura con colores oscuros, ropa grande y ciertamente la disposición de ser capturada en video en nuestro traje de baño, este es el momento para ser sincera contigo misma. Si puedes reunir el coraje, tomate varias fotografías que muestren tu peso actual. Considera tomar fotografías en diferentes ángulos -de lado, por detrás y también una en traje de baño. Te sugiero que tomes varias para cuando decidas mostrar estas fotos a las personas (¡DESPUES de tu éxito!), seguramente querrás varias para elegir.

Quédate con 1 set de ropas "grandes" mientras pierdes peso. Esto te servirá para tomar la más increíble foto de éxito y cuando te pongas de nuevo esta ropa, puede ser bastante motivador ya que veras que tan lejos has llegado en tu viaje.

Aquí tienes algunas cosas adicionales que querrás considerar hacer que pueden ayudarte con tu motivación durante el proceso de perder peso.

Haz un video de ti misma. Has un video de ti hablando contigo misma. En el video, describe como son tus sentimientos en el momento y como no quieres volver a ese lugar. Si puedes, conéctate realmente con estos sentimientos en ese peso actual.

Escribir una carta para ti misma también ayuda a conectarte con esos sentimientos. Dite a ti misma todas las maneras en que te has lastimado en el pasado y las esperanzas y compromisos que tienes para el futuro. Escribe las razones del por qué estas comprometida a una vida más sana y la visión que tienes para cambiar tu vida y sueños realizados en un futuro cercano.

Todas estas ideas pueden ser herramientas que puedes utilizar después por si tu motivación disminuye. Cuando veas la fotografía o te veas a ti misma en el video, puede ser esa pequeña cosa que te ayude a volver al camino en tus esfuerzos para perder peso.

Elige las cosas que te funcionarán, pero no saltes este paso.

Iniciar un Incendio

La pérdida de una gran cantidad de peso es como empezar una fogata cuando se trata de un impulso y cómo se siente a lo largo del camino.

Puede llevar algo de trabajo conseguir que una buena fogata continúe ardiendo. Sabes que solo se necesita una llama y un poco de esfuerzo al principio antes de tener un bonito resplandor cálido. Se podría comenzar con un pequeño trozo de papel que luego atrapa la leña más pequeña en el fuego. Una vez que las pocas piezas de madera cortada comiencen a arder, es sólo cuestión de tiempo antes de que esos pocos grandes troncos se conviertan en un agradable resplandor constante y desde allí, lejos de apagar el fuego, puedes planear verlo arder durante horas.

Creo que esto es similar a lo que pasa cuando empiezas con una meta para perder grandes cantidades de peso.

Yo diría que la parte más difícil es comenzar. Comenzar requiere la decisión sencilla pero fundamental de cambiar tu vida... para encender el fuego y poner el plan en marcha, con el compromiso y la dedicación para hacer lo que se necesita para hacer de tu vida un aspecto diferente en el futuro cercano.

Las metas semanales que realices y las decisiones diarias que decidas son como la leña en el fuego. Para comenzar, sólo mantenlos en movimiento... cada decisión y acción que tomes hacia ese resultado positivo te ayudará a crear tu impulso. Estas pueden parecer la más pequeña de las decisiones, para empezar, pero hacer compromisos que sabes que puedes seguir adelante al principio puede significar tanto para tu confianza y el reconocimiento de que tienes lo que se necesita para mantener promesas a ti mismo.

Esto es lo que quiero decir como un ejemplo... Si estás empezando donde yo estaba con más de 100 + libras que perder, probablemente no has estado haciendo mucho, en términos de decisiones para tu salud, y mucho menos de actividad física.

Esta es la manera de prender fuego a esas cosas pequeñas que te llevarán a tus metas grandes de hacer cardio 5 veces a la semana. (Como un ejemplo)

Tu compromiso para la semana 1 podría ser escribir las cosas negativas que dices de ti misma y crear afirmaciones positivas que puedes comenzar a decir. Como otro paso de acción, añadamos la meta de tomar vitaminas diariamente. (Como un ejemplo)

La semana 2 puede ser para mantener un registro de lo que comes y ser más consiente de las decisiones que tomas. Puedes añadir una meta de tomar 8 vasos de agua cada día.

Estas son las cosas que no serán tan "dolorosas" en términos de cambiar, pero te harán estar más consiente de tus hábitos diarios.

La semana 3 puede ser para comenzar a hacer un poco de ejercicio. Si no has hecho ejercicio para nada y se te hace difícil, tal vez tu meta puede ser caminar por 15 minutos 5 veces durante la semana. Haz realizable comenzar y debes saber que intentar comenzar es suficiente reto para ti por ahora. Permítete completar la meta y sentir una sensación de logro a medida que avances a tu próxima etapa del plan.

Estas cosas pequeñas darán paso a otras hasta que tengas una gran fogata ardiendo. Esto es una metáfora para tus metas pero una cosa similar podría ser dicha para tu metabolismo mientras empiezas a hacer más ejercicio y comiendo comida que nutre tu cuerpo

Puedes comenzar tu plan sin haber hecho nada por siglos, pero comer mal, sentarte en el sofá y decirte cosas horribles, mirando hacia atrás sobre el mes con los siguientes logros - tomar una vitamina diaria, beber 8 vasos de agua al día, hacer ejercicio durante 30 minutos 5 veces a la semana y comer una gran ensalada 5 veces a la semana. Esto es solo un ejemplo, pero sabes a donde me estoy dirigiendo.

¿Cómo crees que te sentirás después de un mes como ese? Predigo que llegaras al mes 2 con una cálida llama.

En el mes 2 puedes arremangarte y prepararte para hacer tus metas de ejercicio y crear menús que te darán energía y te inspirarán.

Todo lo que quieres llegar a hacer puede empezar con una serie de metas pequeñas y compromisos como en los ejemplos aquí. Piensa que los cambios pequeños que puedes empezar a hacer y comienza lo más pronto posible con ellos.

Encontrando Apoyo

Muchas personas tienen un momento difícil para perder peso y sentirse motivados cuando están completamente solos en sus esfuerzos. Si sientes que esto puede ser un problema para ti, se proactivo en tu deseo de encontrar apoyo. Hay muchos lugares donde puedes encontrar personas que piensen como tú que están pasando por lo mismo que tu estas enfrentando. Aquí hay algunas ideas para conseguir apoyo tanto localmente como en una comunidad en línea.

Ideas Para Apoyo Local

MeetUp

MeetUp es una gran comunidad en línea donde puedes encontrar todo tipo de grupos interesantes. Una vez que te registres y escribas tu información de locación puedes comenzar a buscar grupos en tus áreas cercanas y de acuerdo con tus intereses. Encontrarás grupos de todo tipo de tópicos e incluso puedes organizar tu propio grupo si no encuentras uno que se adapte a tus necesidades. Por supuesto, hay una gran selección si vives en una ciudad grande, pero muchas locaciones si tienen grupos. Piensa en encontrar un grupo organizado para caminar, andar en bicicleta o escalar. También puedes buscar un grupo de mujeres o de madres como otro ejemplo.

http://www.meetup.com

Varios Programas Para Perder Peso

Muchas personas prefieren pagar un programa que tiene un grupo local de apoyo para perder peso. No estoy abogando por cualquier programa de pérdida de peso y uno de mis propios esfuerzos recientes, yo no elegí invertir en un programa específico, pero voy a mencionar algunos, en caso de que sea la dirección en la que decidas ir.

Weight Watchers - Este es un programa muy popular y uno que yo personalmente he probado en el pasado con cierto éxito mientras me involucraba en el proceso. Ellos incorporan comida de verdad lo cual es bueno y el programa es muy realista y realizable. También hay un elemento de gran apoyo que incluye pesarse semanalmente y reuniones con otras personas. Incluso puedes unirte a este programa en línea estos días y participar en los grupos de apoyo en línea.
http://www.weightwatchers.com

Jenny Craig - Este es otro programa popular que provee un apoyo regular con un asesor. Con Jenny Craig, también compras su comida, así que esto también lo puedes considerar como una estrategia. Muchas personas pueden preferir comenzar con esto porque requiere menos trabajo y esfuerzo cuando se refiere a cocinar y saber que comer cada día.
http://www.jennycraig.com

Nutrisystem - Esta es otra opción que incluye alimentos pre-envasados. Esto también incluye una gran cantidad de apoyo a través de un sitio online.
http://www.nutrisystem.com

Tu Médico

Por supuesto una de las primeras cosas que querrás hacer antes de iniciar cualquier plan de pérdida de peso serio o esfuerzo, será programar una visita con tu doctor regular. Lo más probable es que tu médico será una de las primeras personas en sumarse a tus esfuerzos para recuperar la salud y perder peso. Si tienes algunos problemas de salud graves o metas a las que estás apuntando, utiliza a tu doctor y a su oficina para poder monitorear tu progreso cuando se trata de cosas como la presión arterial, por ejemplo. El médico debe igualmente ser capaz de recomendar un buen nutricionista si esto es algo que te interesa al comenzar tu viaje.

Grupos de Madres

Si eres una madre con un niño pequeño, busca localmente algún tipo de grupo de madres con el que te puedas comprometer. Muchas veces las madres con niños pequeños les encantan tomar sus carriolas y salir a caminar juntas cuando el clima es bonito así que esa podría ser una buena manera de hacer ejercicio y conseguir apoyo.

Iglesia

Si perteneces a una iglesia o a otra organización espiritual, busca apoyo ahí también. Podría haber un grupo pequeño que se reúne para ejercitarse o para apoyarse entre ellos cuando se refiere a salud y pérdida de peso. Algunas veces buscar oraciones y consejo en esta área puede ayudar bastante con tus esfuerzos si la espiritualidad en una gran parte de tu vida.

Una Persona de Confianza

Enlista a las personas de confianza y el apoyo de algún amigo o familiar. Esto puede ser de bastante ayuda especialmente si otra persona tiene las mismas metas. Tener esa confianza y apoyo el uno por el otro puede ayudar de verdad durante los momentos duros y de debilidad.

Ideas de Apoyo en Internet :

Twitter
Twitter puede ser un gran lugar para encontrar una comunidad de personas que piensen como tu sobre cualquier tema de interés, incluyendo salud. Esto es gratis y fácil de usar. Has una cuenta y utilizando varias funciones de búsqueda puedes encontrar personas que estén tuiteando sobre salud y pérdida de peso. Una vez que comiences a seguir a algunas personas de esta área de interés, revisa a quienes siguen ellos y quien los está siguiendo para encontrar personas que te sigan a ti. Únete a la conversación y pronto encontraras un pequeño grupo de apoyo online.
https://twitter.com

Blogs
Vía Twitter y búsquedas en internet, encuentra un gran grupo de blogs relacionados con salud y pérdida de peso para seguirlos. Si tienes una cuenta de Google, puedes utilizar Google Reader para suscribirte a un blog de RSS feed. Esta es excelente para organizarte y mantenerte al tanto con los que te gustaría seguir. También puedes participar en muchos blogs posteando comentarios acerca de los artículos de los blogueros. Muchas veces un bloguero también tendrá cuentas de Twitter y Facebook así que esa es otra manera de ser parte de una gran comunidad.

Facebook
Facebook es una gran manera de encontrar personas que también intentan perder peso y mantenerse saludables. Cuando visitas un blog que disfrutes, busca por un botón de Facebook para darle a "me gusta". Una vez que visites su página de Facebook también puedes seguir a otras personas y otras páginas que estén relacionadas.
https://www.facebook.com

Pinterest

Pinterest es una de las comunidades online más nuevas que está creciendo a un ritmo rápido. Como muchas de las otras plataformas en línea, puedes encontrar gente aquí para seguir buscando en diversos temas propuestos. Más adelante hablaremos de otra idea genial de cómo Pinterest puede desempeñar un papel importante en tu motivación para bajar de peso.

http://pinterest.com

YouTube

Al igual que los otros sitios de redes sociales mencionadas anteriormente, se puede utilizar la función de búsqueda de YouTube para encontrar y suscribirte a las personas que también están en un viaje para ponerse en forma y perder peso. Este sitio puede ser especialmente divertido porque el poder del video ayuda a sentir realmente que se puede conectar con una persona y compartir sus luchas y celebraciones.

http://youtube.com

Varias Comunidades de Pérdida de Peso

Lo anterior no es una lista exhaustiva de los diversos recursos en línea que pueden ayudarte en el área de apoyo con tus metas de pérdida de peso. Una simple búsqueda en Google de páginas de pérdida de peso y foros puede darte mucha diferentes opciones que te podrían funcionar.

Leyendo por Motivación

Si eres alguien que disfruta leer, ármate con un montón de buenos libros y otro material de lectura para ayudar a motivarte e inspirarte a lo largo de este viaje. Ya estamos al tanto de los libros por Kindle y de la gratificación instantánea que hay hoy en día ordenar un libro electrónico y poder leerlo en minutos. Investiga las áreas de la salud, la aptitud y la pérdida de peso para encontrar otros libros populares que la gente está comprando y comentando. Amazon es un gran lugar para hacer este tipo de investigación porque puedes leer los comentarios y observar el interior del libro antes de hacer tu compra.

También puedes querer buscar libros generales sobre la motivación y la fijación de metas. Dos autores en este campo que realmente aprecio serían Anthony Robbins y Brian Tracy. Una vez que desarrolles una lista de autores que te gustan, también podrás encontrar muchos libros relacionados.

También hay recursos de recomendación de libros en línea que son divertidas para seguir y participar en ellas Echa un vistazo a Goodreads como un gran ejemplo.
http://www.goodreads.com

Blogs
Como dije antes, configura tu aplicación de Google Reader para organizar los canales RSS para la pérdida de peso y varios blogs relacionados con la salud que te inspirarán a lo largo de tu viaje. Puede ser muy motivante para leer las historias, luchas y celebraciones de otras personas que están pasando por las mismas situaciones exactas que tú.

Citas Textuales

Empieza una colección de citas textuales favoritas que te inspiren y motiven. Colócalas en tu pared, en tu espacio de trabajo y en refrigerador para ayudar a motivarte a alcanzar tus metas.

Has una meta de leer un buen libro al mes (o en algún tiempo razonable para ti) y elige algo que te haga mantenerte inspirado y moviéndose hacia la acción cuando se trata de alcanzar tus metas.

Escuchando por Motivación

Si no eres de las que lee, esta sección de ideas puede atraerte más. Incluso si eres un ávido lector, la adición de algunos recursos de audio a tu caja de herramientas de motivación sólo puede agregar más a tu éxito. Hay muchos sitios donde se pueden encontrar buenos libros de audio y radio por Internet en estos días.

Audio Libros

Si la lectura no es lo tuyo, puedes encontrar muchos de los libros de los autores principales en un formato de audio en estos días. Uno de los mayores sitios para esto sería Audible. Aquí puedes iniciar una suscripción y descargar libros cada mes para escuchar mientras conduces o en tu iPod mientras haces ejercicio, por ejemplo. Puedes probar la mayoría de los libros de antes de que compres.

Podcasts

Escuchar podcasts en mi iPhone se ha convertido en mi pasatiempo favorito cuando estoy caminando para hacer ejercicio. Elige algo que te ayudará a inspirarte para estar en forma y saludable, o para alcanzar otra de tus grandes metas que tienen que ver con la visión para tu futuro. Como ejemplo, ya que una gran parte de mi visión de este tipo incluye viajar y la ubicación de la independencia, escucho podcasts de otras personas que ya están involucrados en este estilo de vida. Esto ayuda a mantenerme motivada para trabajar en pro de mis objetivos. Puedes encontrar podcasts en una amplia variedad de temas dentro de la iTunes Store.
http://www.apple.com/itunes/

Cursos Motivacionales

Algunos de los principales autores que mencioné antes, como Anthony Robbins y Brian Tracy, también tienen cursos de motivación que puedes comprar que se encuentran en un formato de audio. Si esto es algo que te ayuda a tener éxito, puede valer la pena la inversión para agregar esto a su lista de herramientas de motivación.

Mezclas de Música

Muchas personas se inspiran en la música alegre, especialmente cuando están ejercitándose. Crea tus propias mezclas de música que te ayudarán a conseguir su energía y su ritmo cardíaco andando. Échale un vistazo a 8tracks o sitios web similares para saber lo que otras personas están escuchando al crear sus mezclas de música.

Pistas Meditación

Si eres alguien espiritual, sin duda podrías considerar un tiempo de oración o de meditación para ser una parte esencial de tu viaje. Échale un vistazo a 8tracks para obtener ideas sobre las mezclas que la gente ha creado para ayudar con la meditación o momentos de tranquilidad de la oración. Además, es posible considerar la búsqueda de podcasts que tienen que ver con sermones o temas espirituales.

Oraciones y Meditación

Hay mucho que decir acerca de las palabras que nos decimos a nosotros mismos en nuestra propia cabeza. Como un experimento presta mucha atención en el transcurso de tu día para ser consciente de cómo te estás hablando a ti mismo. ¿Te llamas a ti mismo por nombres que tienen que ver con tu exceso de peso, tales como gordo y perezoso? ¿Te estás hablando a ti mismo de una manera que jamás llamarías al hablar con otra persona? Esto puede ser una gran revelación para ti. Una vez que te atrapes en este mal hábito puedes comenzar a cambiarlo. Para algunas personas, la mejor manera podría ser escribir cosas positivas y afirmaciones y decirlas en voz alta durante el día. Si puedes escribir las cosas negativas que te dices a ti misma, puedes comenzar creando declaraciones positivas de estas.

Por ejemplo, si te descubres a ti misma diciendo algo como: "Tengo demasiado peso que perder y me va a tomar demasiado tiempo para llegar hasta mi meta."

Cámbialo a:
"Todos los días estoy creando más salud en mi vida y el peso se está yendo de la mejor y más saludable manera para mi cuerpo. Me tomaré todo el tiempo necesario y mientras tanto, voy a disfrutar del viaje".

Crea tu propia lista de afirmaciones positivas que puedas decir durante el día. Puede ser una buena idea comenzar y terminar tu día diciendo estas afirmaciones en voz alta. Puede parecer un poco tonto al principio, pero si estás dispuesta a darle una oportunidad puedes comenzar a ver un cambio en cómo te sientes sobre ti misma y hablar contigo misma internamente.

Si, como yo, eres cristiana o practicas algún tipo de creencia espiritual, puedes considerar utilizar las oraciones o la meditación en tu rutina diaria.

Esto puede ser una parte increíble para tu viaje y puede ayudar a darte fuerza para cuando las cosas se pongan difíciles. Centrarte diariamente en las cosas que de verdad importan puede ser crítico para tu éxito y felicidad.

Puedes encontrar estudios bíblicos específicos o varios libros espirituales que específicamente tengan que ver con salud o la pérdida de peso. Si la espiritualidad es una parte importante de tu vida personal, eso puede ser algo benéfico para comprometerte al comenzar tu nueva meta de estar saludable.

Crea Algo Visual

Para muchas personas, crear una representación visual de sus metas puede tener un efecto muy poderoso. Esto puede ser tan simple como poner fotos y citas motivacionales que te gusten para crear un tablero de visión en línea muy interesantes que eres capaz de compartir con los demás en una comunidad de ideas afines, si eso es algo que sería útil para ti.

Imágenes que Inspiran

¿Tiene fotos de ti mismo en un peso menor que inspiraría si las públicas donde puedas verlas? Asegúrate de que la imagen coincida con un objetivo que puedas alcanzar. Por ejemplo, si como yo, estás luchando con el peso a los 40 años, yo no aconsejaría poner una foto de ti en tu fiesta de graduación de la escuela secundaria.

Quizás te inspires por otros que tienen el tipo de cuerpo por el que te gustaría trabajar. Te animo a poner fotos que te inspirarán para continuar hacia tu meta. Si quieres un cuerpo fuerte y delgado como la estrella del fitness, Jillian Michaels, pon su foto donde la puedas ver cuando haces ejercicio.

Tablero de Visión

Un tablero de visión física puede tener cualquier foto que te inspire a alcanzar tus metas. Aparte de poner imágenes y citas que te inspirarán a alcanzar tus metas de acondicionamiento físico, es posible que también desees incluir objetos que te inspiren a los sueños y visiones resaltados anteriormente.

Por ejemplo, si tu gran sueño es estar en forma y saludable para que puedas comprar una mochila y despegar en un viaje alrededor del mundo, tu tablero de visión podría incluir imágenes de los diversos destinos que deseas visitar en tu viaje.

Si tu meta es ser dueño de tu propia casa con una cocina gourmet para cocinar, tu tablero de visión podría incluir imágenes que representan tu casa de ensueño y cocina.

Tu meta visión se trata totalmente de representarte a ti y todas las cosas increíbles por las que estás trabajando. Coloca las imágenes de las que te beneficiarás más. Tal vez sea en el mismo lugar donde trabajas o tal vez es en la cocina para ayudarte cuando te enfrentas a tomar decisiones de comida.

Fondos de Computadora

Si pasas mucho tiempo en tu computadora, otra gran herramienta de motivación es elegir un bonito fondo de pantalla inspirador o un conjunto de fondos de escritorio para ver en la pantalla de tu computadora. También podrías considerar armar una pequeña presentación de diapositivas de tus propias imágenes que muestran la aptitud y la salud.

Citas Favoritas

Muchas personas encuentran gran inspiración leyendo citas diariamente. Si encuentras una cita que realmente te habla, ten en cuenta exhibirla de una manera que inspire a la vista. Yo recomendaría que encontraras y dedicaras una cita para ser una especie de mantra cuando comiences este proceso de cambiar tu vida.

Voy a compartir con ustedes la frase favorita que en este momento me he pegado en una carpeta que va con mis objetivos de estar en forma y la ubicación independiente.

Nuestro miedo más profundo no es que seamos inadecuados.
Nuestro miedo más profundo es que somos poderosos sin medida.
Nos preguntamos:
"¿Quién soy yo para ser brillante, magnífico, talentoso y fabuloso?" En realidad,
¿quién eres tú para no serlo?
Nacimos para manifestar la gloria de Dios que está dentro de nosotros.
Y cuando permitimos que nuestra luz brille,
inconscientemente damos permiso a otras personas para hacer eso mismo.
~ Marianne Williamson

Siéntete libre de tomar prestada esta cita para ti como creo que habla tan bien para muchos de nosotros que viven menos de la vida que nos merecemos.

Gráficos o Listas de Control de tus Metas

En mi búsqueda para ponerme en forma, me he dado cuenta de que soy como una niña cuando se trata de tener un gráfico visual para colocarle una estrella, calcomanía-pegatina o marca.

Mi hermana y yo una vez hicimos un desafío de ciclismo juntas - 500 millas en la bicicleta durante el transcurso de unos pocos meses. Yo, en realidad, no estuve a bordo hasta que plastificamos nuestro grafico individual (decorado) en la nevera para mantener un conteo de donde estábamos. ¡Después comenzó el juego! Nos encantaba colorear los cuadrados después de venir de un paseo de 20 millas en la bicicleta.

Esto es algo que podría funcionar para ti también. Considera hacer un viejo y confiable gráfico para metas de ejercicio especificas u otras metas que quisieras alcanzar diariamente.

Pinterest

Pinterest es una de las más emocionantes plataformas de medios sociales para entrar en las comunidades en línea. Hemos hablado de ello antes en términos de usarlo para una fuente de comunidad y apoyo. Aquí, me gustaría hablar de ello como una forma de crear tableros de visión en línea para las cosas que te inspiren a lo largo de tu viaje.

Básicamente, puedes tomar las ideas anteriores y traducirlas a diferentes tableros en línea dentro de tu cuenta de Pinterest.

Regístrate y haz una cuenta y pasa algún tiempo mirando lo que otras personas están haciendo para obtener algunas ideas. Puedes crear varias tablas para las cosas que te inspiran o quizá puedas tener una tabla básica que te serviría de inspiración para perder peso.

Algunos ejemplos podría ser un tablero que tiene diferentes trajes (y accesorios) fijó en él para inspirar esa fashionista dentro de ti. Puedes empezar a diseñar tu nuevo vestuario, incluso antes de perder tus primeras 5 libras. ¡Hablando de inspiración y diversión!

También puedes encontrar sitios web con imágenes que te inspiren y recoger estas imágenes en un solo lugar en tu propio tablero.

Si eres como yo, estás soñando con viajes, crea un tablero con imágenes de tus destinos favoritos.

Volviendo al ejemplo de la cocina en casa / gourmet, comienza un tablero con fotos de tus aparatos de cocina favoritas.

Aquí está el enlace a Pinterest donde puedes verlo y de comenzar a fijar tu camino a la motivación.

http://pinterest.com

Espero que esto te de algunas buenas ideas de formas en que puedas usar las imágenes visuales y citas para mantenerte inspirada en tu viaje para perder peso. Cuando se trata de la motivación, es importante que construyas tu propia caja de herramientas de objetos para mantener la motivación en el camino, especialmente si tu viaje no será uno rápido.

Documentando Tu Propio Viaje

Tal vez quieras considerar documentar tu propio viaje mientras trabajas para alcanzar tus metas saludables. Se ha hecho más fácil hacer esto en línea estos días, y dependiendo de tu nivel de comodidad con la tecnología, puede ser tan simple como quieras que sea.

Mantener un registro público de algún tipo puede ser beneficioso tanto para ti como para otras personas. Si sientes el deseo de ayudar a otras personas con sus propios retos de pérdida de peso, esta es una excelente razón para empezar un blog o algún tipo de comunidad en línea. Las personas valorarán tu experiencia y también puede tener el beneficio añadido de incrementar tu propia cuenta cuando se trata de alcanzar metas y manteniendo la motivación alta.

Este libro no es un curso de negocios en línea ni de blogs, así que no entraré en gran detalle aquí. Yo, sin embargo, ofreceré algunas ideas y enlaces a continuación donde puedes empezar a trabajar y encontrar más información sobre cómo hacerlo.

Comenzar un Blog

Bloguear se ha convertido en algo muy grande últimamente y es muy sencillo comenzar uno. Si estás buscando algo con conocimientos técnicos mínimos necesarios, puedes comenzar un blog gratis en Blogger, Tumblr o una cuenta en Squidoo Hay mucha información disponible en varios sitios e investigando un poco podrás ser capaz de tener uno y poder manejarlo.

http://www.blogger.com
https://www.tumblr.com
http://www.squidoo.com

Otra plataforma grande que muchas personas utilizan es Wordpress. Wordpress también es gratis y no tienes que ser muy técnico si solo quieres tener un blog básico. Si piensas que te gustaría hacer crecer tu blog en una plataforma más grande con el tiempo, yo sugeriría utilizar Wordpress y alojar tu propio blog. Puedes averiguar todo sobre Wordpress aquí y también hay una gran cantidad de entrenamiento disponible sobre este tema.

http://wordpress.org

Iniciar un Facebook Fan Page

Con el enorme aumento en la popularidad de Facebook, no puedes ir mal empezando aquí.

Crear una página de Facebook y comunidad es una gran cosa que hacer junto con tu blog o incluso por tu cuenta si desea comenzar con esto. Ten en cuenta que me estoy refiriendo a una página aquí en contraste con un perfil personal regular. Si necesitaras primero un perfil en Facebook, pero luego una vez que lo tengas puedes crear páginas con el perfil, pero no está conectado a tus propios contactos personales/amigos en ninguna forma. Aquí hay un enlace para obtener más información acerca de las páginas de Facebook.

http://www.facebook.com/pages/

Construir una Comunidad en Twitter

Como hablamos antes, Twitter es un gran lugar para comenzar a relacionarte con gente y también crear tu propia comunidad. Si crees que te tomará tiempo para comenzar una página de internet o blog, puedes comenzar con Twitter primero. Para cuando tengas un listo para usar, ya tendrás una bonita lista de seguidores que verán tus artículos e información cuando postees tus enlaces.

https://twitter.com

YouTube

También mencioné YouTube antes y este es otro gran ejemplo de una manera en la que puedes comenzar a compartir tu propio viaje con otras personas. La tecnología ha llegado a ser tan factible últimamente que puedes grabar vídeos de buena calidad con tu pequeña cámara o un teléfono inteligente. Si te gusta la idea de utilizar este tipo de medio de comunicación, el video es una excelente manera de conectarse con otras personas porque los videos pueden ser tan personales.

http://www.youtube.com

Hay otros medios sociales y plataformas de blogs que puedes utilizar para empezar a documentar tu viaje de pérdida de peso, pero esta lista son algunas de las opciones más populares.

Personalmente recomiendo que documentes tu viaje, ya que realmente puede ayudar a los demás y es posible que desees llevar las cosas al siguiente nivel, incluso escribiendo tu propio libro un día en el futuro.

Date un capricho Ahora

No estoy segura de sí estoy sola en esta forma de pensar, pero tengo la sensación de que hay otras personas que se pueden relacionar con esta idea.

Cuando era extremadamente obesa, estaba no sólo NO cuidando de mí misma en relación con la alimentación y el ejercicio físico, pero en muchas otras maneras también.

Mirando hacia atrás, realmente no sentía que me merecía algo bueno o bonito en mi vida. Siempre estuve esperando hasta que perdí el peso suficiente para darme un gusto con cualquier cosa (aparte de la comida). Esto incluye lo obvio, como ropa nueva y nuevos estilos de cabello. Tampoco me daba un gusto con incluso las cosas que realmente no tenían que ver con mi cuerpo. Por ejemplo, yo rara vez me pintaba las uñas, ni hacia una cita de mani / pedi.

Mirando hacia atrás, me doy cuenta de lo tonto y en realidad perjudicial que era para mí.

Recuerdo haber ido a través de una etapa de epifanía. En realidad, yo estaba viendo a un terapeuta en el momento, el me ayudó a reconocer algo de esto. Por cierto, yo soy una gran defensora de la terapia y vengo de un lugar de creer que cualquier persona puede beneficiarse de ver a un terapeuta en un momento u otro en su vida. Si, como yo, has pasado una gran parte de tu vida con una gran cantidad de exceso de peso, es probable que haya problemas emocionales a los que hacer frente de una manera u otra. Todos tenemos nuestras "cosas" así que no estoy sugiriendo que tiene que haber un trauma global que daría lugar a alguien para ganar todo ese peso.

¿Cómo te estas tratando estos días? Aparte de lo obvio que puede incluir lo que estás comiendo y lo mucho o lo poco que estás haciendo ejercicio, ¿qué estás haciendo para tratarte a ti mismo de una manera positiva?

No quiero sonar trillada, pero ¿realmente te amas a ti mismo en este momento, justo donde estás...muestras de amor y todo?

Sé que probablemente lo has escuchado antes, pero reiterando lo importante que es amarse y valorarse a sí mismo, independientemente de tu peso actual o nivel de condición física le puedes dar un gran empujón en este proceso que tienes por delante.

Puede ser difícil para empezar, pero el primer paso es tomar conciencia de la forma en que hablas de ti misma y cambiar algo de ese lenguaje.

Para muchos de nosotros haciéndole frente a la obesidad, verdaderamente negamos dónde estamos emocionalmente y físicamente. Yo haría cualquier cosa por evitar mirarme en un espejo de cuerpo entero y luego ser sorprendida cuando paso a tomar un vistazo en un escaparate en un día particular. Es probable que esto me hubiese enviado en picada de la depresión por un tiempo... y si estoy siendo honesta, muy probablemente me llevaría a una ronda de paradas de comida rápida o medio litro de Ben N Jerry's.

Recuerdo cuando comencé a experimentar con estar más en contacto conmigo misma y con mi cuerpo físico. Traté de darme un gusto con pequeñas cosas como hacer mis uñas o la compra de una nueva loción corporal. Tuve un momento ¡Ajá! cuando me di cuenta de lo mucho que aplicar la loción me conectó con el cuerpo que había comenzado a odiar. Esto era algo bueno y realmente empecé a hablar de las cosas buenas que estaba haciendo por mí misma cuando me hacia el proceso de aplicar la loción por ejemplo. Sé que puede sonar pequeño, pero si no lo estás haciendo, puede hacer una gran diferencia.

Date un gusto ahora - en todos los sentidos. No estoy sugiriendo incluso gastar tu dinero. Comienza con tus palabras y la forma de hablar de ti misma. En lugar de preocuparte acerca de cómo te ven los demás, recuerda todas las cosas buenas que estás haciendo por ti mismo y lo interesado que estás en tu proceso para estar saludable.

Puedo recordar un momento estando en la fila para pagar en el supermercado cuando había perdido algo de peso, pero todavía era considerado con sobrepeso seguro. Mi carrito de compras estaba lleno de nada más que comida sana y nutritiva. Estaba a punto de saltar de nuevo en mi bicicleta porque había convertido ese viaje de comestibles como parte de mi rutina de ejercicio durante la semana. En lugar de preocuparme por las personas me juzgaban por lo que estaba en mi carrito o cómo me veía, me acuerdo sólo de sentir orgullo por el hecho de que ahora estaba haciendo elecciones saludables todos los días. No al 100% días perfectos, por cualquier medio, pero una serie de buenas opciones que conducirían al éxito final.

Comienza a tratarte bien hoy y encontrar razones para darte unas palmaditas en la espalda. Utiliza tus éxitos diarios para motivarte a mantenerte y alcanzar el futuro impresionante que te mereces.

Libro 3: Establecimiento de Metas Para Bajar de Peso

Una Nota de Paula…

Esta es la parte de la serie donde admito ser un poco friki cuando se trata de planear y establecer metas y sistemas. De verdad que amo esas cosas. Adoro leer sobre eso. Amo tratar diferentes estrategias. Me encanta el poder de los resultados de establecimiento de las metas como VERDADERO éxito.

Ya sea que estés tratando de perder más de 100 libras como yo, o cualquier cantidad de peso, haber definido claramente los objetivos puede ser la diferencia entre avanzar hacia el éxito o tirar la toalla.

Yo voto por darte la mejor oportunidad de éxito al tener primero un objetivo muy claro, para entonces trabajar en pro a eso.

El establecimiento de metas y la planificación no es difícil. Si tienes algo de interés, probablemente has leído algunos libros sobre este tema antes.

Me encanta alcanzar las metas que son GRANDES - todos necesitamos ese tipo de metas. Sin embargo, de lo que hable en las siguientes secciones sobre realizar metas, podría sorprenderte. Me encanta ver perder grandes números en la balanza semana tras semana. De verdad que es posible. Lo vemos en televisión y leemos sobre eso en libros que prometen soluciones-dietas que son de perder x cantidad de libras en 7 días.

Habiendo dicho esto, y sabiendo que quiero que seas feliz y saludable lo mas rápido posible, voy a estar pidiéndote hacer un cambio de cosas de la manera en que piensas sobre tu pérdida de peso. Casi puedo garantizarte que si te permites hacer un cambio en tu forma de pensar acerca de esto, casi al instante sentirás una sensación de alivio y una concepción real de que finalmente puedes hacer esto por ti misma de una vez por todas.

Puedo decir esto porque he estado donde estás tú... mirando hacia el futuro a una meta de perder 100 libras o más, y deseando desesperadamente creer que puedo hacerlo, sin embargo, con la sensación de que el viaje sería demasiado largo y demasiado duro. No voy a decir que siempre va a ser fácil, pero puedo predecir que no será tan duro como podrías pensar. También predigo que te sentirás 100% mejor que ahora mismo, incluso antes de perder una fracción de lo que tu meta de pérdida de peso final sea. Te sentirás 100% mejor 2 semanas a partir de ahora ... te sentirás mejor para SOLO haber comenzado, ya que tendrás un objetivo y un plan de avance que ahora va en una dirección.

Sólo soy una mujer "común" perdiendo 100 + libras que ha encontrado una serie de estrategias que funcionan para mí. En este libro me gustaría ayudarte a desarrollar tu propia estrategia para el establecimiento de las metas que ayudarán a impulsar a alcanzar el éxito con tu propia pérdida de peso. Perder peso y estar saludable ha afectado todas las áreas de mi vida y quiero eso para ti. Todavía no he llegado ahí, pero si se MUCHO sobre que el viaje que está a punto de comenzar y te puedo ayudar con eso.

Déjame llevarte de la mano mientras creamos un plan para tu propio éxito.

Este libro, el cual es el Vol. 3, como los otros se puede leer por sí mismo. Es un plano para ayudarte a desarrollar una estrategia para tu establecimiento de metas y crear un plan que sea realizable para ti.

Por TU éxito,

Paula

Efectivo Establecimiento de Metas

Para que una meta sea efectiva, debe ser concisa y fácil de medir. Si tienes experiencia con el establecimiento de metas, probablemente estarás consiente de este concepto.

Me gusta pensar a futuro acerca las cosas sobre las que tengo mayor control. Para ilustrar esta idea, si tengo un peso meta en mi mente, pero prefiero pensar en los números como objetivos. Esto se debe a que está más bajo tu control alcanzar las metas individuales, tales como la cantidad de calorías consumidas y las sesiones de ejercicio semanales, en lugar de golpear el número real. A veces hay semanas en que la balanza simplemente no se mueve y yo preferiría que te des palmaditas a ti mismo en la espalda por tachar todas las opciones saludables en tu lista semanal a que te castigues, porque un número en particular aún no se ve en la balanza.

Los números y pulgadas vendrán, es sólo que quiero que te concentres en las cosas medibles que van a ayudarte a llegar allí con el tiempo.

En términos de metas de pérdida de peso, habrá cosas diferentes dentro de tu estrategia que serás capaz de apuntar y medir. Por supuesto, tendrás un peso objetivo o rango para tu meta de pérdida de peso final. Puedes tener otros objetivos, como llegar a un determinado tamaño de vestido o encajar en un determinado par de jeans favoritos. Todas esas cosas se convertirán en pequeños grandes regalos y recompensas que notarás a lo largo del camino, seguramente.

Las metas más cuantificables que se pueden establecer y alcanzar de forma semanal y diaria son en las que me gustaría que te centres de ahora en adelante, especialmente cuando estés comenzando.

Planeando Tu Estrategia

Sugeriría que hagas un proceso de establecimiento de metas y planees tu estrategia como una que puedas disfrutar.

Decide cómo quieres planear tu gran plan, tus metas y tu seguimiento del proceso mientras continúas. Para algunas personas, esto puede significar comprar un nuevo diario, descargar una aplicación de las mencionadas anteriormente en el libro, o comenzar una carpeta con documentos en tu carpeta. De verdad no importa que método uses y ten en mente que esto puede ser un trabajo en progreso mientras consigues las cosas que funcionan mejor para ti.

Cuando comencé, cree un documento de Word con la lista de mis mayores objetivos. Esto incluía mi última meta de pérdida de peso y luego lo ramifique en lo que se convertiría mí año 1 de metas y mis primeras metas quincenales.

Luego hice un documento diferente con mis metas mensuales y esas tenían asignadas las metas semanales-diarias junto con mi sistema de planes semanal.

Ajústalo para que sea fácil lograr tu lista de metas cuando necesites ese empujón de motivación o dirección.

Tu Mayor Meta de Pérdida de Peso

Hay dos cosas que necesitas hacer antes de comprometerte a esa meta en un papel.

1. Tener absoluta claridad de donde estás actualmente. Sí, eso quiere decir enfrentar la balanza.
2. Investigar y preferiblemente visitar a tu doctor para determinar un rango de peso real y saludable para tu altura, edad y cuerpo.

Es momento de enfrentar la escala.

Reúne el coraje, quítate la ropa, respira profundo y da un paso sobre la balanza. Esto puede ser lo más terrorífico de todo este proceso, pero puedes comenzar a planear tu estrategia para el éxito a menos que sepas exactamente tu punto de salida y sepas exactamente a donde te diriges.

Mientras estás en eso, sugiero que te tomes medidas también. Determina las medidas de áreas clave a las que quieres hacerles seguimiento y luego tú decidirás cuando quieras volver a chequearlas y si lo harás cuando llegues a tu meta. Lo que midas depende de ti, pero sugiero muslos, caderas, cintura, pecho y antebrazos.

Habrá momentos en el camino donde harás todo bien durante el curso de la semana con respecto a tus metas de calorías y ejercicios. Pero incluso así la balanza no se moverá. ¡Créeme cuando te digo que ha habido más de una ocasión en la que he querido tirar la balanza por la ventana! A veces cuando se llega a un estancamiento de algún tipo en la balanza, descubrirás que tu cuerpo ha perdido pulgadas. He notado este patrón varias veces.

Debes saber a dónde te diriges.

Siempre recomendaría que programes una visita con tu médico antes de cambiar algo que ver con su rutina normal. Esto es particularmente importante si se trata de cualquier desafío relacionado con la salud porque querrías que tu doctor te aconsejara cuando se trata de tu propia estrategia para perder peso.

Si eres como yo, es probable que te resistas un poco a ir al médico. Creo que hay un miedo a la desaprobación y la certeza de que ellos van a querer hablar con nosotros acerca de nuestra obesidad y la importancia de conseguir el perder el peso.

Este puede ser otro evento de "respirar profundamente" y aguantarse. Realmente es importante que sepas exactamente dónde te encuentras actualmente en cuanto a los posibles o conocidos problemas para tu salud. Entra a esta visita con la determinación de llevar a tu médico a bordo como uno de los miembros del equipo integrales con respecto a tu plan de pérdida de peso. Deja que él o ella sepa que deseas obtener el peso de la forma que sea la más saludable para ti. Escucha los consejos de tu médico y pide que te den un rango de peso saludable hacia el que deberías estar trabajando.

Lo más probable es vas a querer escoger tu peso ideal en el medio de eso, o en el extremo inferior de la misma. Sugiero que comiences en el tope de ese rango. Habrá un montón de tiempo a medida que te acerques más cerca a ese rango de peso para determinar lo que realmente se siente más saludable para ti.

En este punto, ahora tienes tu peso real y mediciones. Has elegido tu peso inicial y determinado el número mágico que sea tu meta de pérdida de peso final.

Supongo que para algunos de nosotros, esto también puede ser una pausa para una respiración profunda. ¡Felicitaciones por dar el primer paso y salir de la negación!

¡Ahora vamos a pasar a la forma en que vas a romper ese objetivo final de una manera que sólo te llevará a la victoria!

Dividiendo Tú Meta

Antes había hablado sobre prepararte a ti misma para hacer una especie de cambio de mentalidad. Aquí es donde entra esto.

Comencemos a pensar en términos de marco de tiempo.

Primero que todo, si eres alguien que tiene 50 lbs. o menos que perder ¡felicitaciones! Sí, escuchaste bien. Puedes conquistar eso y puedes hacerlo en un año… tal vez antes.

Si, como yo estas tratando de perder 100+ libras, sé que quieres que se vaya todo para ayer…todo. Probablemente estás pensando que te vas a comprometer por completo a un plan de dieta y ejercicio OTRA VEZ y quitarte este peso de encima lo más pronto posible. Probablemente es difícil imaginar que podrías estar a dieta por más de un año.

Aquí es donde viene el cambio y por favor siente la importancia y realidad de esto.

¿Dónde estabas con tu peso hace un año? ¿Qué hay de hace 2 o 3 años atrás? Para muchos de nosotros, la vida probablemente no era tan diferente. Pudimos haber estado deprimidos, tratando constantemente de empezar una nueva dieta, jurando que vamos a hacer las cosas diferente, odiando nuestros cuerpos y a nosotros mismos… ¿ves a donde estoy yendo con esto? ¿Y si esta vez tomaste la decisión que no se trataba de lo rápido que podrías conseguir menos kilos, sino que se trata sobre estar saludable y en forma y avanzar hacia una meta que fuese 100% realista?

¿Y si supieras que una serie de pequeñas decisiones tomadas en el siguiente año resultaran en un cambio completo de tu vida, tu salud y sobre cómo te sientes contigo misma?

Voy a decir que soy una GRAN creyente de fijar y lograr GRANDES metas, alcanzar las estrellas y lograr lo imposible. Yo SI creo en todas esas cosas para ti.

Solo sé que después de haber sido tan duras con nosotras mismas, algunas veces por años, lo mejor que podemos hacer por nosotras es crear una serie de metas que te llevaran al éxito. Esto quiere decir elegir metas que parezcan pequeñas al principio, pero te llevaran a cosas mucho más grandes que jamás podrías imaginarte en este momento.

Esto también puede significar que tienes 100 libras que perder, te das un pequeño descanso esta vez diciendo - ¿Qué sé que puedo perder de seguro casa mes? Todos sabemos que hay personas que pueden y pierden mucho peso muy rápido. Tu seguro también lo has podido hacer. Qué pasa si en vez de poner una meta de bajar 10 libras al mes, para comenzar estés determinado a que tu primer objetivo sea bajar 5 libras al mes. ¿Podrías hacer eso fácilmente? Creo que cortando un poco el comer fuera y añadiendo ejercicio, la mayoría de las personas podrían perder esas libras poco a poco cada semana sin pensarlo mucho

Entonces ¿Y si tienes una meta de perder 5 libras al mes? ¿En 1 año para adelante, significaría que podrias ser 60 libras mas ligera de lo que eres hoy? ¿Crees que eso haría una diferencia a tu salud y vida en general? ¡Mas te vale creerlo!

Estoy diciendo que incluso si tienes 100 libras que perder, no tiene que ser el esfuerzo que ha sido en el pasado. No tienes que ser un fanático y cambiar cada pequeña cosa de tu vida inmediatamente para crear un cambio real. Rayos, si tienes una meta de perder 5 libras al mes, puedes incluso comer postre o planear comer fuera una vez a la semana. Veras rápidamente lo que funciona para ti en términos de alcanzar tus metas semanales o mensuales pero definitivamente no tiene que ser tan drástico como piensas.

La verdadera clave es hacer de tu plan manejable y crear metas pequeñas que llevaran a pasos de largos periodos directo a tu estilo de vida saludable, a diferencia de una dieta que haces por un tiempo y después no.

Tu Meta de Un Año

Basados en lo que estábamos hablando en la última lección, si tienes 50 libras o menos que perder, te sugiero establecerlo como una meta de un año o menos si eso tiene sentido y es realista para ti.

Una cosa de la que hay que darse cuenta con tu establecimiento de metas es que incluso si estoy sugiriendo que debes tenerlo claro y escribirlo, cuando se trata de comprometerte con tus metas no debes preocuparte por nada ya que no está escrito en piedra.

Yo se que si tienes 100 libras que perder y tu meta de un año se convierte en perder 60 libras, las posibilidades son que estarás haciendo una revisión de esa meta, porque realmente perderás el peso mucho más rápido que 5 libras al mes.

Cuando comiences a establecer y lograr todas las metas pequeñas, es más probable que prosperes en esa sensación de logro y quieres empujarte un poco a lograr un poco más.

Para nuestro ejemplo de la meta de un año, digamos que quieres perder 60 libras. Dentro de un año serás 60 libras (o más) ligera de lo que eres hoy. Asimílalo y tal vez quieras volver a ver el Volumen 2 donde hablé sobre la importancia de mantenerte motivada y de cómo mantener esa imagen de ser 60 libras más delgada constantemente en tu cabeza o visualmente en frente de ti en algún formato.

¡Puedes lograrlo! Permítete imaginarte como se sentiría perder esa cantidad de peso.

Una vez que establezcas esa meta de un año, utiliza tu papel, tu agenda, o tu computadora o lo que sea que quieras utilizar para registrar tus metas y logros.

Para tu meta de un año, ya tienes tu objetivo. También sugeriría que establecieras una o dos metas de un año más, que vayan con tu nuevo estilo de vida saludable. ¿Hay alguna carrera que te imaginas haciendo? ¿Algún tipo de maratón o viaje para escalar con tus amigas? Tal vez te gustaría aprender un nuevo deporte como tenis o golf. Esa meta no tiene que ser algo que vayas a empezar físicamente de inmediato, sino que puede ser una foto que mantengas en frente de ti sobre algo por lo que estás trabajando.

También puedes escoger establecer una meta que te puedas imaginar haciendo cuando te sientas mejor emocionalmente y tal vez en alguna situación social. Tal vez tengas la meta de ser más activa con tu comunidad o de participar en algún tipo de organización local. Trata de esforzarte un poco con estas metas.

Ahora vamos a dividir tu meta de un año en tu primer objetivo trimestral.

Metas Trimestrales

Típicamente cree mi propia meta de un año para el comienzo del año nuevo, PERO tú comenzaras ahora y eso está BIEN. Imagina como te sentirás en año nuevo con el conocimiento de que perder peso no tiene que ser tu única resolución.

Si empezaste al principio del año, tendrás tu meta de un año y luego tendrás cuatro trimestrales que comenzarían en Enero, Abril, Julio y Octubre. Si estas cerca de comenzar un nuevo trimestre, yo digo que te des algo de tiempo (no más de un par de semanas) para prepararte y comenzar. Si no estás tan cerca, solo comienza con tus metas actuales y llamaremos a eso tus metas pre-trimestrales.

Así que con tus metas trimestrales, vamos a dividir cual sea que sea tu meta de un año (o menos).

Usando 60 libras como nuestro ejemplo de meta de un año (o número objetivo), nuestro objetivo del trimestre podría ser 15 libras. También puedes ver a donde estas comenzando y ser más o menos agresiva con ese número.

La realidad es, si tienes una cantidad significativa de peso que perder y estas altamente motivada para comenzar ¡las posibilidades son que perderás esas 5 libras en una semana o dos! Si este es el caso, no tomaras un descanso así como así…continuaras y después celebraras al final de tu primer trimestre cuando te des cuenta de lo cerca que estas de poder perder esas 60 libras.

Este objetivo de pérdida de peso debe ser registrado en tu meta trimestral. Me gusta llamar a ese número objetivo, contrario a una meta porque la realidad de ese número más o menos no está bajo tu control y de verdad quiero que te enfoques en tus acciones para llegar a ese número objetivo como tus verdaderas metas.

También sugeriría que le eches un vistazo a tus demás metas de un año para determinar cómo sería mejor comenzar con esos durante tu primer trimestre. Normalmente, si tus metas implican algún tipo de actividad o evento, estas primeras metas deben incluir una etapa de investigación. Si las demás metas son de naturaleza física, también debería incluir el comienzo de tu nueva rutina de ejercicios con el objetivo de ser mucho más activa en tu segundo trimestre.

Otras ideas para las metas trimestrales y lo que ha funcionado para mí, podrían ser pensar en algunas metas añadiendo nuevos tipos de comida a tu dieta actual. Dependiendo de qué tan exigente seas con lo que comes, otra meta podría ser experimentar con nuevos vegetales, proteínas o recetas en general. Si vives en ciertas áreas que ofrecen clases de comida, una gran meta trimestral sería buscar una clase en la cual inscribirte y esto podría incorporarse también en una meta social para ti.

Te daré un secreto que ahora creo que es un poco tonto. Creciendo prácticamente odiaba todos los vegetales cocinados. Tuve esta creencia hasta mi edad adulta y ni siquiera pensaba en una alternativa por lo mucho que no me gustaban los vegetales cocinados. Si disfrutaba de algunos vegetales crudos para tener algunos nutrientes de vez en cuando.

Cuando comencé a planear mi meta de comidas y calorías me determine a buscar algunas recetas y consejos sobre cocinar vegetales propiamente y luego probar una amplia variedad en el transcurso de los primeros meses. Sin más que decir una vez que aprendí a cocinarlos de manera que NO quedaran como una papilla (imagínate, de verdad ¡a quien le gustaría eso!), me encontré a mí misma disfrutando una variedad de vegetales que ahora como diariamente. Así que probar nuevas comidas puede ser una perfecta meta trimestral para ti.

Para la mayoría de las personas, (y después de una discusión con tu médico, por supuesto) creo que definitivamente deberías planear entrar a tu 2da meta trimestral con una agenda de ejercicios bastante activa en tu agenda semanal. No estoy aquí para decirte como debería verse eso, pero definitivamente te quiero alentar a comenzar ser más activa de lo que eres ahora. Estaré cubriendo consejos de ejercicios en otro libro, pero aquí solo diré que realmente deberías intentar hacer algo que de verdad vayas a disfrutar o algo que seas capaz de aprender a amar.

Para mi ese ejercicio resulto ser el ciclismo, pero también disfruto caminar que puede ser el ejercicio perfecto para la mayoría de las personas que están comenzando.

Así que, piensa sobre dónde quieres estar en términos de tus metas de ejercicio para tu segundo trimestre. Tal vez no tengas una idea muy clara de lo que puedes hacer, pero solo recuerda que siempre hay una habitación para revisión, así que empieza con algo que sea realista y también algo que puedas alcanzar.

Un ejemplo de esto para alguien que tiene 100 libras o más que perder y que no ha hecho ejercicio, puede ser lo siguiente.

Al final de mi primer trimestre (asumiremos que tienes los 3 meses aquí), estaré caminando un mínimo de 30 minutos por día, 4 veces a la semana. Luego en el transcurso de los siguientes meses, vas a volver a esa meta y probablemente más rápido que en el mes 3.

Ahora que has establecido tus metas trimestrales, esta lista para tomar el siguiente paso para dividirlo más.

Metas Mensuales

Ya has establecido tus metas anuales y las dividiste en tus primeros objetivos y metas trimestrales

Aquí es cuando la verdadera diversión comienza. Ten en mente que cuando ves al mes, estamos potencialmente hablando sobre un cambio significativo en corto tiempo

En nuestro ejemplo de meta de 60 libras en un año, ese objetivo del primer mes seria 5 libras. Ahora, seamos serias por un minuto. Solo quiero guiarte al éxito y es por eso que estoy sugiriendo ese objetivo de 5 libras. Realmente no sé a dónde te diriges con todo esto del plan de pérdida de peso, todavía. Sé que después de crear mi plan y comenzar a utilizar algunas sugerencias motivacionales que compartí contigo en el Volumen 2, estuvo altamente motivada a perder esas 10 primeras libras.

Aquí está la verdad. Si tienes mucho peso que perder, nadie más va a darse cuenta que perdiste 10 libras, PERO tu si lo notaras. Te puedo garantizar que cuando llegues a ese punto de referencia, nadie te detendrá porque se sentirá increíble. Y aquí está la otra verdad…si estas altamente motivada como lo estaba yo, probablemente harás algunos cambios en tu dieta, comenzar a hacer ejercicio y esas 10 libras definitivamente se irán en un mes. Creo que en mi primer mes perdí entre 12 y 15 libras.

También quiero señalar que NO estoy hablando de una dieta loca o de sentirte hambrienta o privada de algo todo el tiempo. Sé que puedes hacer eso por un tiempo y que puedes perder peso por hacerlo, pero créeme que cuando digo que alcanzar esas metas de términos largos debes ser capaz de crear algo con lo que puedas vivir cada día que se sienta sano y sea bueno para ti. Esto, mi amiga, incluye un raro gusto o como me gusta llamarlo "una salida de cerditas organizada"

No salirse de curso aquí porque definitivamente estaré cubriendo mis estrategias para el manejo de la ansiedad y la planificación "día de darte un gusto" en un volumen más adelante sobre sugerencias de comida, pero sólo quiero que sigas recordando que se trata de pequeños cambios en el tiempo. No se trata de ir a comer comida rápida dos veces al día (sí, hubo un tiempo en mi vida que hice esto), a vivir de pronto solo de ensaladas, agua y pescado a la parrilla cada noche. No es que haya nada malo con esas opciones de alimentos particulares. Ellos tienen su lugar, pero tus opciones de dieta y los alimentos pueden y deben ser tan variadas como quieras que sean.

También, querrás ver una meta trimestral adicional que no tenga que ver con tu objetivo mensual de perder peso.

Si tienes una meta trimestral para localizar esa carrera o evento en la que te quieres inscribir al final del año, este primer mes puede ser de investigar en línea para ver lo que te interesa y encontrar sitios donde puedas encontrar información. Este primer mes podría ser también para investigar y encontrar una clase de cocina si esa es una de tus metas a largo plazo, por ejemplo.

Para nuestro ejemplo de metas trimestrales de ejercicio sobre caminar 30 minutos al día, 4 días a la semana para el final del trimestre, una buena meta de primer mes puede ser caminar 15 minutos al día por lo menos 3 días a la semana. Sé que eso no suena a que sea mucho pero para alguien que tiene mucho sobrepeso y no está acostumbrado al ejercicio, esa meta puede cambiar tu vida. Confía en mí cuando digo que salir y hacer cualquier tipo de movimiento te va a ayudar mucho. No solo físicamente – y puede ser incomodo, por cierto – sino que también te ayudará a entrar en un diferente estado emocional.

Hablaré sobre un ejemplo rápido aquí que también te mostrara que tan determinada estaba cuando comencé a las 278 libras Y CUAN determinada sé que estarás TÚ.

Crea un Reto de 30 Días

Muchas veces me gusta hacer estos retos de 30 días conmigo misma. Puede que tengan que ver o no con mi salud o mi aptitud física. A veces estos retos son de negocios o de productividad. Cuando comencé mi compromiso con este plan para quitarme el peso y cambiar mi vida, decidí hacer un reto de caminar 60 minutos al día por 30 días seguidos. Si, estaba un poco loca y haciendo exactamente lo que sugiero no hacer. Sabía que "podía" hacerlo y también estaba apostando a la rentabilidad proyectada de lo que yo creía que sería un impulso increíble.

Comencé el Día 1, iPod en mano y lista para conquistar esa agradable caminata de 60 minutos. Por alguna razón, no me había dado cuenta de los años que habían pasado desde que había caminado 60 minutos de una sentada, sin mencionar la cantidad de peso que había añadido a mi pobre cuerpo. Así que sintiéndome sudada, cansada y horrible me di cuenta de que esa era una lección para revisar y hacer algo que funcionara para mí con mi salud y mis metas en mente. Decidí que podía caminar cómodamente cerca del perímetro de mi complejo de apartamentos en 15 minutos. ¡El nuevo plan había nacido! Seguiría con mi reto de 30 días y las caminatas de 60 minutos se cumplieron cada día hechas en las 4 cuadras en 15 minutos.

¿Crees que me sentí bien de mi misma y tuve un gran sentido de logro al final de ese mes? ¡Será mejor que lo creas!

Tal vez puedas intentar un reto de 30 días. Puede ser algo totalmente diferente de un reto de ejercicio. Como por ejemplo, podrías hacer un reto de tomar x cantidad de vasos de agua cada día. O tal vez un reto sobre comer vegetales cada cierto tipo de días. Ya entiendes la idea. ¡Diviértete con ella!

Estos retos y metas mensuales se convertirán ahora en metas semanales.

Metas Semanales

Sentarme a hacer mis metas semanales se ha convertido en una parte divertida de mi rutina.

¿Ves? Te dije que era un poco rara con esto. Estos días, eso incluye utilizar mi App del iPhone favorita que es mi 2da App para organizar mis elementos semanales y diarios. (Te pondré un link más tarde en el libro) yo hago mis metas semanales los domingos, lo que es lógico para mí, pero tú puedes hacer lo que sea que te funcione en términos de seguimiento semanal.

Aquí es cuando se pone complicado. Tu determinación para lograr las metas que te establezcas para ti misma durante la semana determinara tu habilidad de continuar con ellas cada día y finalmente alcanzar los resultados que deseas.

Te alentaré a asegurarte de que tus metas para tu primera semana sean completamente factibles. No me malinterpretes...te estoy imaginando en una situación similar a la que yo estaba cuando comencé. Esto puede referirse a poco ejercicio y dieta consistente de dos tipos de comida rápida diferentes al día. Si esto es algo con lo que te puedes identificar, tus metas de la primera semana podrían ser las siguientes sugerencias:

-el compromiso de escribir todo lo que comes durante el curso de una semana (esto servirá para ayudarte a estar en menor negación sobre lo que comes actualmente)

-tomar una vitamina diaria

-tomar 48 onzas de vasos de agua cada día (trabajando para tomar 8 de estos)

-comer dos ensaladas grandes en la semana

-caminar una vez a la semana – mínimo 15 minutos

Estas son solo algunas ideas y tú ciertamente no tienes que elegir cierto número. Elige cosas que te hagan sentir bien completar y cosas que te muevan a esa vida más saludable.

Todos estos pequeños ladrillos y metas importan. Estas tomando pasos. Estas en un viaje y llegaras ahí si perseveras y estas atenta.

Especialmente cuando estás haciendo esto por primera vez, insisto en que NO te excedas. No quiero sentir ni una onza de negatividad al final de tu primera semana. Este tiempo es TODO sobre organizarte para cumplir algo y comenzar a sentir el empujón que vas a necesitar para lograrlo.

No me malinterpretes…cuando vayas durante tu semana sintiéndote mejor cada día, te sorprenderás a ti misma y QUERRÁS ir a caminar o echarle un vistazo al gimnasio de tu edificio. ¡Haz esto y hazlo contar como un bono! También se trata de empujarte un poco para que entiendas un poco mejor donde te encuentras y las cosas que puedes agregar para la semana 2, la semana 3 y así.

¡POR FAVOR mantén las promesas que te haces! Mantén el honor a tu compromiso de estas metas semanales y haz lo que sea necesario para COMPLETARLAS.

Digo especialmente a la mujer (u hombre) que tiene 100+ libras de sobrepeso porque YO SE que no haces esto a menudo. Es un regalo que te haces a ti misma. Comienza a honrarte a ti misma y crear esa vida que TÚ te mereces.

Quiero eso para ti y quiero que desees esto para ti.

Metas Diarias

Aquí es donde la mayoría nos enredamos

Solía enredarme con mis metas diarias TODO el tiempo antes de REALMENTE tomar la decisión de cambiar mi vida. Tal vez hubiera podido seguir con los movimientos de establecer mis metas mensuales y semanales que incluían ejercicio y comidas. El día comenzaba bien y antes de darme cuenta, me encontraba a mi misma en el sofá viendo televisión sin importarme nada sobre mi compromiso y obsesionada con una nueva idea en mi cabeza para ceder a mí antojo. Era, literalmente, como presionar un interruptor.

¿Te puedes identificar con esto?

Creo que en el momento, los pensamientos venían a nuestra cabeza como un tazón de helado (¡un litro de helado!), algunas galletas (¡una caja de galletas!) o un sándwich extra (¡o 2!) de verdad NO van a importar en el gran esquema de las cosas. Ya tenemos TANTO sobrepeso que apenas se notará. Es tan FACIL caer en los viejos y cómodos hábitos. Para muchos de nosotros, esos hábitos de comer ciertas comidas en ciertos momentos si nos hacen sentir cómodos.

¿Qué tanto quieres cambiar ahora? ¿Qué tan importante es para ti? Es por eso que escribí el libro anterior sobre motivación. Yo SE que vas a necesitar algo en frente de ti para empujarte durante los momentos y los días así…cuando olvidas él PORQUE quieres perder todo ese peso, ser saludable y cambiar tu vida.

Comencé a jugar un pequeño juego en mi cabeza…a veces diariamente. De alguna manera debes ser capaz de salir airosa de esos momentos cuando tu mente se pone en blanco cuando se trata de tus metas. TÚ necesitas crear eso para ti. Necesitas crear algunas estrategias para superar estos impulsos.

No me malinterpretes. No soy perfecta y a veces sucumbo a mis impulsos, pero estar consciente de que la mayor parte de la guerra está ganada. Nuestro verdadero peligro es negarlo. ASI es como alguien como yo logra ganar 100+ libras.

Aquí hay algunas estrategias que sugiero para lograr tus metas diarias y tus promesas:

-comienza tu día con una lista clara (no grande) de cuáles son tus metas. Prefiero hacer mi lista en la mañana, pero puedes preparar la tuya la noche anterior.

-Tanto como puedas hacerlo, trata de tachar los artículos más importantes temprano en el día. Para mi incluye el ejercicio. Me siento mucho mejor cuando completo esto en la mañana a diferencia de más tarde en el día. Por supuesto, tendrás la estructura de tus días de acuerdo con lo que funcione para ti.

-Prepara lo que será tu menú diario. Planear es crítico cuando se trata de organizar un buen plan de comidas. Es una buena ida que semanalmente estés segura de que tienes la compra y los ingredientes para la comida que quieres preparar durante la semana. Esto es especialmente crítico cuando apenas estas comenzando por qué tendrás menos posibilidades de tener un antojo si no tienes una idea de lo que deberías comer.

-Conoce tus momentos débiles y planea como los manejaras. Para mí, mi punto más débil es en la tarde mientras veo televisión. Estoy convencida de que es solo un hábito pero también puede ser una fuerte compulsión. He hecho algunas cosas para ayudarme durante estos momentos. He hecho un reto de 30 días donde debo cortar mis horarios de comida durante la noche. Puede ser difícil pero puedo mantener el compromiso y recordarme a mí misma si de verdad tengo hambre, puedo tener un desayuno temprano. La mayoría de las veces, planeo una merienda en la tarde. Usualmente es algo dulce como una barra de chocolate de Fiber One o una cerveza de raíz con helado bajo en calorías. (daré mas ejemplos de comida mas tarde en el libro acerca de porciones de comida en tu plan de pérdida de peso).

-Reconoce el "hambre" real y si es de verdad no lo niegues. Haz una buena decisión y saludable que pueda satisfacer tu hambre. No creo que necesites matarte de hambre o sentir hambre durante este proceso. Deberías esforzarte para sentirte satisfecha y con energía por las comidas que estas comiendo. A veces de un día (semana) para el otro puede que necesites más calorías. Esto puede incrementar en ejercicio o para muchas mujeres puede ser en su ciclo menstrual. Esta atenta y toma buenas decisiones y estarás bien al añadir unas cuantas calorías a tu día cuando las necesites.

-Si cometes un error (y probablemente lo harás… ¡Sé que yo sí!) al mantener tus promesas ciertos días, lo MAS importante después de tomar será lo que harás al día siguiente. NO esperes hasta el lunes para "volver a la rutina". Haz ESO al día siguiente. Recuerda que lograras tus metas de largo plazo honrando tus compromisos diarios. Cada día es la oportunidad para estar más cerca de tu mayor meta. No dejes que cada día te derrote tu debilidad o cualquier debilidad en tus metas mensuales y lograras el éxito.

Construir una Revisión en Tú Plan

Puedo decir que soy una perfeccionista a veces y me prometí mientras creaba mi plan de pérdida de peso que iba a hacer algo diferente esta vez. Si lo intentas y fallas en tu pérdida de peso en el pasado, reconoce que necesitas ser abierta con ideas nuevas y darte un pequeño gusto de vez en cuando.

Has creado el mayor objetivo de pérdida de peso. (Basado en tu rango de peso saludable)

Has creado tus metas trimestrales, metas mensuales y estas listas para cumplir esos artículos diarios para completar esos puntos de referencia semanales.

La verdad es que, la vida pasará. Pasaran cosas que lo echaran a perder. Esta lista para este desafío y Haz lo mejor para estar en constante movimiento hacia adelante. A veces moverse hacia adelante en tu mayor meta de pérdida de peso puede simplemente significar no moverse en la otra dirección. Por ejemplo, si estas planeando unas vacaciones de una semana probablemente estés un poco nerviosa acerca de como entraran tus compromisos para perder peso por que ya has ganado peso en vacaciones anteriores.

¿Cómo puedes planear tu éxito y pasar un buen momento? Creo que este es el ejemplo perfecto para practicar tus nuevos hábitos saludables con la meta de no ganar (o no ganar más de x cantidad de libras) mientras estés fuera de tu rutina "normal". Definitivamente puede ser un tiempo para gastar en comidas que comerías normalmente o en algunas bebidas que normalmente no tomas ¿pero qué puedes tener contigo?¿puedes planear alguna actividad mientras estas fuera? Tal vez sea una simple caminata diaria para disfrutar del ambiente. ¿Puedes crear un plan de comidas que incluya una regla de 80/20? Apuesto a que si ese 80% de decisiones de comida son buenas y saludables, el 20% que gastes no causara un aumento de peso que no puedas retroceder fácilmente una vez que vuelvas a la rutina.

La clave es poder planear y no ser rígida cuando la vida pida flexibilidad.

También pienso que necesitas tener tiempo en tu plan para sentarte y modificar tus metas cuando sea necesario. Esto puede ser porque está tomando mucho tiempo lograr tus objetivos, pero también puede ser una modificación por que estas perdiendo peso mucho más rápidamente de lo que te había imaginado. ¡ESE tipo de revisión es divertida!

Por ejemplo, digamos que tu mayor meta de perder peso es de 100 libras y has establecido una meta de 60 libras para el año. Ya has dividido eso en una meta de trimestre de 15 libras con un objetivo semanal de 5 libras. Si destruyes completamente esa meta trimestral y te encuentras entrando al 2do trimestres habiendo perdido 30 libras (perder 10 libras al mes se puede lograr si tienes 100 libras que perder), tal vez debas revisar esa meta y cambiarla a una de 80 o 90 libras en vez de los 60 originales. Luego ajusta el siguiente trimestre.

Sugeriría que planes periodos de revisión de metas. Definitivamente pon un ganchito a tu marca de 6 meses, sino que también puedes tomar la oportunidad cuando crees tus metas trimestrales y de nuevo con cada meta mensual que establezcas.

Para muchos de nosotros, fallar al perder peso resulta en falta de flexibilidad con nosotros mismos. Yo sé que he visto mi actual plan o dieta como una aventura de "todo o nada". No le dejaba mucho a lo desconocido o una revisión necesaria y el resultado normalmente era el de comenzar de nuevo.

Ten en mente que este plan que has creado cambiara y cambiara. No se supone que sea una "dieta" de la que salgas y entres. Tiene el propósito de mantener tu ímpetu con tu meta de perder peso y salud a largo plazo. Tiene el propósito de crear un cambio verdadero y un estilo de vida saludable para ti por el resto de tu vida.

Crear Un Proceso

Cuando se trata de planear tus metas y estrategias para el éxito ¡hazlo divertido!

De hecho, te sugeriría que le pongas a este proceso algo que ames. Tal vez cuando planees sesiones lo puedas hacer en tu cafetería preferida, salir a almorzar a tu restaurante favorito o sentarte en un parque cerca de la playa.

Cuando comiences a ver el éxito durante el camino, te motivaras incluso más y te emocionaras al tener estas pequeñas reuniones de planificación contigo misma.

Considérala fundamental…una reunión que no puedes cancelar. Ponte a ti de primera cuando se trata de estrategia para cambiar tu vida,

Si puedes manejar el tiempo y el costo, te sugeriría que te anotes en un bonito hotel cuando te establezcas para crear tu primer plan. Esta puede ser una gran manera de marcar el comienzo de algo nuevo y excitante en tu vida…marcar el día que decidiste que habría un cambio en tu vida.

Por supuesto, también lo puedes crear con un pequeño gusto para ti misma en tu casa. Si tienes una familia, esto puede necesitar un poco de ayuda de fuera. Haz esto por ti y por tu familia. Haz de ti una prioridad y averigua como poner a tu salud primero diariamente.

Planea Tus Recompensas

¡Esta parte de planear el proceso es BASTANTE divertida!

¿Cómo y cuando quieres darte una recompensa? Esto puede variar dependiendo de las cosas que amas y tal vez de tu situación económica si esas cosas tiene un costo monetario unido a ellos. (Pero no tienen que serlo)

Comienza con tus mayores ideas de recompensa. ¿Cómo celebrarías cuando llegues a esa gran meta? A mí me encanta viajar, así que para mí, me imagino registrándome en un paseo en bicicleta por Italia como la manera perfecta de celebrar mi nuevo nivel de saludable aptitud física y mi amor por todas las cosas italianas.

Tal vez para ti, pueda ser contratar a un comprador profesional y crear ese hermoso guardarropa que vaya con tu nueva más pequeña talla.

Otra idea puede ser un cambio de estilo – un corte de cabello, color, maquillaje – todo lo que puedas pensar para celebrar tu nueva actitud y estilo.

También sugeriría crear una serie de logros que sean significativos para ti y planea celebrar cada uno de ellos de manera que te haga sentir genial con tus logros. Cuando estés comenzando, tu primer logro puede ser haber completado todas tus metas (apegarse a ellos) para tu primera semana. ¿Cómo puedes recompensarte por eso? Por lo menos al principio, no elegiría nada relacionado con comida, aunque sí creo que está BIEN darte un gusto después si crees que puedes hacerlo sin establecer una tendencia en picada en marcha

Otro logro puede incluir tus primeras 5 y 10 libras. Quizás quieras recompensarte por alguna meta de aptitud física en la que estés trabajando como caminar o manejar bicicleta por x cantidad de millas.

¡Esta parte de la planificación debe ser divertida! Puedes elegir grandes recompensas o pequeñas recompensas como un mani/pedi, comprar una nueva vela o loción o tal vez ver esa nueva película que te mueres por ver. Descubre las recompensas que tiene un sentido para ti y diviértete con ellas en esta parte de la planificación.

Recursos y Apps

Libros Sobre Establecer Metas:

Brian Tracy

<u>Goals!: How to Get Everything You Want -- Faster Than You Ever Thought Possible</u>

<u>Focal Point: A Proven System to Simplify Your Life, Double Your Productivity, and Achieve All Your Goals</u>

Apps:
Hay muchas App disponibles que puedes usar en tu teléfono inteligente o computadora que pueden hacer el proceso de registrar las metas, más fácil y divertido. Aquí hay algunas que sugiero que veas si te interesa esto.

2Do
Mi herramienta de planear número uno que absolutamente amo es esta App en mi iPhone. Es visualmente atractiva y puedes crear diferentes pestañas y tópicos con códigos de color. La App tiene diferentes características que amo y utilizo un estilo donde pongo tareas y metas en las diferentes pestañas y carpetas y luego asignarlas en fechas semanal o diariamente. Por ejemplo, tengo una pestaña con código de color para el ejercicio. Aquí tengo varias metas de ejercicio para la semana que luego puedo asignar a una fecha.
http://2doapp.com

Joe's Goals
Esta es una simple herramienta para ayudar a revisar tus metas diarias.
http://www.joesgoals.com

43Things
Esta es una herramienta de registro y establecimiento de metas junto con el elemento social. Puedes encontrar ideas así como a otras personas que trabajan para cumplir metas similares.
http://www.43things.com

Toodledo

Este es un sistema robusto de internet de organización y registro que puedes integrar a una App para tu teléfono móvil.
http://www.toodledo.com

Lifetick

Esta es una herramienta online que también tiene una App para el Smartphone. Esta herramienta te permite crear y seguir metas así como también registrar tu progreso.
http://lifetick.com

TraxItAll

Esta es una simple App de iPhone que te permite crear y seguir tus metas.
http://www.traxitall.com

Libro 4: Comer para Perder Peso

Una Nota de Paula...

Este volumen y el próximo de la serie sobre ejercicios es donde entraremos al centro de lo que es perder peso.

Ya sea que estés intentando perder 100+ libras como yo, o cualquier cantidad de peso, probablemente ya has intentado cualquier cantidad de diferentes dietas y enfoques que prometen resultados. Todos sabemos que muchas de ellas son las dietas de moda que no son necesariamente saludables y algunas de ellas hacen el trabajo y están muy bien para ti.

Como dije antes, no defiendo el plan o método de alguien para perder peso. Si defiendo el ser inteligente y siempre tener en mente tu salud. Esto quiere decir que si suena muy bueno para ser verdad, probablemente no sea el método más saludable para ti.

Cuando comencé este viaje para perder 100+ libras, sabía que parte de comer del proceso tenía que ser algo con lo que podía vivir a largo plazo. Sabía que esto no iba a ser rápido si también quería ser saludable. Para mí esto significaba un cambio drástico en mi dieta, pero también significaba que ninguna comida en particular estaría fuera de mis límites. Había fallado en el pasado cuando había intentado eliminar por complete ciertas comidas al mismo tiempo y necesitaba algo que me empujara a seguir a delante con perder peso de alguna manera que fuera divertida y no me hiciera sentir privada de algo.

Para mí, la solución perfecta fue volver a lo básico de la cuenta de calorías diaria o semanalmente. En mayor parte, esto es lo que estaré compartiendo contigo en este libro.

Yo solo soy una mujer "común" perdiendo 100+ libras que ha encontrado una cantidad de estrategias que funcionan para mí. En este libro estaré compartiendo contigo lo que ha funcionado para mí en términos de tipos de comida y planeamiento de menú que también es completamente factible y divertido.

Perder peso y estar saludable ha afectado cada aspecto de mi vida y quiero eso para ti. No estoy allí todavía, pero si se MUCHO sobre el viaje que está a punto de empezar y te puedo ayudar con eso.

Déjame caminar contigo mientras creas tu plan para tu éxito.

Este libro, el cual es el Vol. 4, como los otros puede ser leído por sí solo. Se supone que sea un modelo para ayudarte a desarrollar tu estrategia de lo que comerás durante este viaje de perder peso y cambiar tu vida.

Por TU éxito,

Paula

Opciones de Comida Para Perder Peso

Aquí hablare brevemente de algunos programas o métodos que las personas eligen cuando tiene que ver con planes de comida para perder peso. Como dije anteriormente, yo elegí contar mis calorías y este será el mayor enfoque de este libro, pero si quise mostrarte algunas opciones en caso de que estés más cómoda con otro método. Los siguientes no están en ningún orden en particular y no están respaldados particularmente por mí. Puedes encontrar links de las páginas web de cada programa en la sección de Recursos y Apps del libro.

Programas que Incluyen Paquetes de Comida
Hay algunos planes de dieta que incluyen comida pre-empaquetadas. Algunos de los programas más populares serían NutriSystem y Jenny Craig, pero también hay otros. Para alguien que está muy ocupado y quiere ocuparse de contar calorías o control de porciones, este tipo de plan puede ser ideal. Algunos puede que elijan esta conveniencia como una manera de comenzar sus esfuerzos y luego moverse a un enfoque de preparación de comidas.

Merengadas o Bebidas Proteicas
Hay planes de dieta que puedes seguir que incluyen comprar algunas merengadas o bebidas que pueden reemplazar comidas o suplementos para una dieta saludable. Usando algunos como Slim-Fast, por ejemplo, puede ser también una buena opción para alguien que está muy ocupado. Este puede ser un buen punto de partida para una persona que pueda necesitar algo de nutrición rápida para llevar. También hay otras opciones de proteínas. Asegúrate de explorar por completo el programa para saber si vas a recibir la nutrición apropiada y también recomendaría que este tipo de merengadas no sean el centro de tu plan de comidas.

Planes de Dieta Bajo en Carbohidratos (y/o Altos en Proteínas)

Hay muchas dietas populares que entran en la categoría de bajo en carbohidratos o altos en proteínas o una combinación de ambos. Algunos que puedas reconocer y deseas explorar más adelante, podrían ser la Dieta de Atkins, The Zone Diet y la Dieta de South Beach.

¡Programas Que Se Ven Bien Para Mí!

A pesar de que no he estado en programas pagos durante este último periodo de pérdida de peso, he hecho Weight Watchers en el pasado y si creo que es efectivo y un programa saludable. Me gusta especialmente porque me parece muy factible y no es restrictivo en los tipos de comida que puedes comer mientras estás en el plan. No he probado el Club de The Biggest Loser, pero al ser una gran fan del programa de televisión y viendo lo que los demás tienen que decir, este parece otro programa bastante realista y saludable. También me encanta que ambas opciones tienen una gran comunidad online lo que lo hace más factible para las personas ocupadas.

Contando Calorías

Estaremos hablando de este método durante el resto del libro ya que esta es la opción que he elegido seguir en mi viaje para perder 100+ libras. Por supuesto, al final cualquier dieta o programa que elijas se resumirá a la cantidad de calorías que consumas comparado con la cantidad de calorías que quemas. Elegí armarme con algunas herramientas y libros y tomar el reto de seguir las calorías por mí misma. A lo largo de este libro, es mi intención darte las recomendaciones de la información y de recursos para que también puedas perder tu peso contando calorías a diario o semanal.

¡Comencemos!

Vuelta a lo Básico

Si has estado luchando con tu peso por mucho tiempo, estoy segura de que te puedes identificar con cómo me sentí yo cuando se trataba de probar un nuevo plan de dieta o la última promesa de pérdida de peso rápida. Había llegado estar tan harta de comenzar una dieta, morirme de hambre por un período de tiempo, comer alimentos que realmente no estaba disfrutando y luego terminar con un aumento de peso una vez que me daba cuenta de que no podía mantener el programa en absoluto .

Estaba TAN frustrada y deprimida sobre todo este ciclo de dietas. Sabía que el ir y venir de dietas no era saludable y también sabía que había pasado un mal momento intentando apegarme a un plan por un largo periodo de tiempo.

Cuando tome la decisión de perder cerca de 100 libras también sabía que algo tenía que ser verdaderamente diferente esta vez al momento de lo que estaba y no comiendo. Seamos honestas, la idea de renunciar a mis comidas favoritas no era nada divertido o emocionante para mí. Por supuesto sabía que necesitaba hacer un cambio drástico en mi dieta diaria, pero también estaba determinada a no restringirme completamente ciertas comidas.

Después de pensarlo e investigarlo, decidí que la mejor manera de incorporar todas las comidas a las que no quería renunciar en un nuevo plan de comidas seria seguir mis calorías diariamente. Enfocándome en el número de calorías quería decir que podía "incluir" ciertas comidas en ciertos días. Esto parecía completamente factible para mí y como ya había confesado en mi libro anterior de establecer metas, puedo ser un poco rara con eso de planeamiento y seguimiento así que eso parecía cuadrar con mi personalidad.

Llamé a esta sección "De Vuelta a lo Básico" porque decidí que había mucha información sobre buenas y malas comidas, grasas buenas y malas, carbohidratos buenos y malos, etc. que era abrumadora para descubrir cuál era el método correcto para tener una dieta que se viera saludable estos días.

Déjame tomarme un minuto para recordarte que no soy una nutricionista ni estoy certificada para dar ningún tipo de consejo basado en algún tipo de conocimiento médico o por información investigada. Puedes elegir investigar esto por ti misma si eso quieres, considero ser bastante lógica y de alguna manera inteligente así que decidí ir a lo básico de lo que había aprendió en el colegio en relación con lo que es comer saludable y también confiar en mi instinto en el proceso.

Si creo que mientras continúes, investigaras más por tu cuenta, y te encontraras a ti misma en una dieta que tiene menos carne o carbohidratos, por ejemplo. Para mí, fue de encontrar un punto de partida que también incluyera un pedazo de pizza cuando lo sintiera necesario.

Así que lo básico de mi plan de dieta incluía lo siguiente:
- Determinar mi objetivo de calorías diarias (expandiré esto en la siguiente sección).
- Un dieta muy completa que consistía en muchas frutas y vegetales.
- Prestar más atención a los tamaños de las porciones.
- Tanto como fuera posible una comida típica consistiría en una gran cantidad de verduras, porción regular de carbohidratos, y una porción regular de proteína magra
- No escatimar con un una merienda si tenía hambre entre comidas (muchas veces elegía una fruta o una proteína como mi merienda)
- Reconocer que tenía algo por los dulces durante las tardes y hacer un plan para esto para poder seguir en el camino con mis calorías diarias
- Reconocer que mi nuevo plan de comidas/calorías era un trabajo en progreso - Yo estaba en esto a largo plazo con el objetivo de ir en una sola dirección con mi peso

En la siguiente sección, cubriré algunas ideas de cómo puedes determinar el mejor objetivo de calorías para ti y comenzar tu proceso de planificación.

Contando Calorías

Comenzaremos aquí cubriendo lo más básico sobre contar calorías en términos de perder peso.

Hemos ganado nuestro peso durante el tiempo consumiendo más calorías de las que nuestro cuerpo puede quemar. Puedo decirte por experiencia, en mi caso elegí comer comida rápida dos veces al día mientras, al mantener un estilo de vida relativamente sedentaria era probablemente más fácil aumentar unas pocas calorías adicionales al día. Teniendo en cuenta que 3500 calorías equivalen a una libra, es fácil ver cómo esto podría sumarse rápidamente a las añadidas 5 libras de forma bastante regular.

Así que con el fin de sacarte ahora este peso de encima, tenemos que crear un déficit de calorías de forma regular. Podemos hacer esto al disminuir la cantidad de calorías que consumimos, al aumentar la cantidad de calorías que quemamos o una combinación de los dos, que por supuesto se recomienda para una salud óptima.

Creo que una pérdida saludable de peso semanal sería de 1-3 libras dependiendo de cuál sea tu punto de partida. Siendo realistas si tienes una gran cantidad de peso que perder como yo, lo más probable es perder mucho más que esto al principio, pero es importante establecer metas realistas para ti y para darte cuenta de que no es un proceso que se va a pasar de noche a la mañana. Vas a llegar ahí y te sentirás mejor a medida que avances mucho antes de alcanzar tu meta de pérdida del peso final.

Como señalé en mi libro anterior, "Establecimiento de metas para bajar de peso", cuando estaba empezando tomé el enfoque de añadir cosas nuevas a mi rutina semanal / diaria que abarcaba tanto la comida y el ejercicio. Lo hice de una manera bastante sistemática y de una manera que era totalmente factible para mí y esto es lo que me permito sugerirte a ti también, si vas a ser drástica al cambiar tus hábitos. Puedes tomar pequeños pasos que conducirán a un impulso masivo y grandes resultados en el tiempo.

En términos de establecer tu primer objetivo de rango de calorías, si tienes una gran cantidad de peso que perder te puede sorprender lo grande que esta cifra podría ser al principio. Voy a incluir un link a una herramienta y recursos adicionales en la sección de recursos, pero para darte una idea, cuando comencé con 270 + libras, básicamente multipliqué mi peso actual por 9 (más tarde por 7 o usando una herramienta online) que me dio un rango de unas 2.400 calorías / día. Yo también estaba caminando y haciendo alguno que otro ejercicio y fue suficiente para conseguir que el peso fuera en la dirección correcta.

Un objetivo de calorías típico para alguien que no tiene completamente esa cantidad de peso que perder, puede subir más en el rango de 1600-1800 calorías / día. Yo diría que a menos que estés en tus últimas 10 a 20 libras, la mayoría de las personas que son al menos moderadamente activas pueden perder peso comiendo esa cantidad de calorías. Hay un link a una herramienta en la sección de recursos que pueden ser útiles para ayudar a averiguar tu propio objetivo de calorías.

Ten en cuenta que esto puede variar dependiendo de cuáles son tus propias necesidades y el nivel de actividad que podría ser. También me gusta pensar en ello como un objetivo un tanto en movimiento, es decir, si tengo días haciendo mucho ejercicio, voy a chocar con ese número un poco sobre todo si estoy más hambrienta de lo normal. Me gustaría también sugerir que, independientemente de tu peso, para las mujeres no deberías realmente estar consumiendo menos de 1.200 calorías al día. (Más para los hombres) no creo particularmente que un número menor sea saludable. Ten en cuenta que siempre debes consultar con tu médico ya que esto no es un consejo médico.

También puede ser que quieras tener una idea de lo que tu objetivo diario es, pero en realidad tienes una meta semanal de calorías. Esto es bueno para alguien que pueda necesitar una mayor flexibilidad en el día a día en términos de planificación y de rango de conteo. Por ejemplo, si tienes que salir a comer por trabajo y consideras que estas ocasiones pueden dar lugar a sobrepasar el objetivo diario de calorías, puedes revisar a lo largo de esa semana y ajustar tu diario para permitir estas ocasiones.

También voy a hablar un poco más tarde sobre el ciclo de calorías que es otra manera en la que te gustaría examinar tu objetivos de calorías.

Lo más importante cuando acabas de empezar, es tener un número de calorías que sea factible y que puedas estar segura de cumplir. Cada semana al alcanzar tu objetivo lograras más y más impulso. Especialmente si estás empezando con una gran cantidad de peso que perder, probablemente verás una pérdida de peso muy rápido, como resultado de tus esfuerzos.

A continuación vamos a hablar acerca de la comida y la forma de diseñar un plan de alimentación que funcione para ti...

Diseñando Tu Plan de Alimentación

Ahora, vamos a hablar sobre como comenzar a diseñar tu menú y pensar acerca de los tipos de comida que quieras incluir mientras comienzas tu plan de pérdida de peso.

No tienes que ser un gran chef o tener algún tipo de conocimiento especial sobre cocinar para poder crear comidas que sean saludables y agradables de comer. Si tienes un poco de experiencia cocinando o conocimiento sobre nutrición en general, tal vez querrás invertir en algunos libros de cocina o hacer algo de investigación online. Yo definitivamente no era la mejor cocinera cuando comencé pero si comencé a disfrutar cocinar y desarrollar algunos platillos favoritos que adoro preparar casi semanalmente.

Primero que todo, quiero decir que no abogo por quitar todas tus comidas favoritas al mismo tiempo, pero solo tú sabes cuánto puedes manejar si tienes cierto tipo de comidas o platillos que provocan un espiral descendente. Si este es el caso para ti, comenzaría con cierto tipo de compromisos en términos de abstenerse de comidas en particular. Para mí, elegí dibujar una fuerte línea cuando se trataba de comer fuera durante el primer mes más o menos y creo que fue una buena idea. Sabía que comer comida rápida o en restaurants en general tenía el potencial de descarrilarme y quería desarrollar alguna fuerza durante ese tiempo y permitirme perder esas primeras 15-20 libras antes de decidir comer fuera en absoluto.

Yo comenzaría haciendo una lista de todas tus comidas favoritas. Cualquiera de tus platillos favoritos puede convertirse en amigos de las calorías y encajar mejor en tu planificación de menú de alguna manera así que piensa en lo que realmente amas comer.

Un ejemplo para mí misma que parecía ser un buen gusto era una cena de hamburguesa con papas fritas. Hago este plato diariamente y se siente como un gusto para mí. Esto aquí es en qué consiste esa comida y como se ve en términos de calorías – hamburguesa de pavo (Jennie-O, congelada), dos piezas de pan integral tostado, una rebanada de queso kraft, pepinillos, 2 servicios de papas fritas Ore-Ida (cocinadas en el horno), salsa de tomate y aderezo ranch. Todo esto se reduce a 635 calorías y podría hacerse con menos. No hago esto todas las noches pero puedo planearlo y siento que lo necesito o lo quiero y es totalmente factible en mi cuenta de calorías diaria/semanal.

Otro ejemplo de algo que amo (y tal vez tú también) es la pizza. En ocasiones (usualmente una vez a la semana) como ½ pizza congelada, Tombstone 4 carnes con una ensalada grande y aderezo ranch. La ½ pizza tiene 750 calorías lo cual es un poco alto para una comida, pero mi punto es que si sabes que puedes tener estas comidas en tus comidas regulares será mucho menos probable que te salgas fuera de su plan y puedes sentirse completamente satisfecha.

Ahora comencé aquí con ejemplos de altas calorías por en verdad quiero poner énfasis en que esto es sobre crear un plan que funcionará para TI. No es sobre renunciar a todo lo que amas. Quiero que entiendas el sentido de que vas a desarrollarte mejor y tener saludables hábitos alimenticios pero eso no significa que podrás comer tus comidas favoritas, incluso si estas en este viaje para perder peso. Esto NO se trata de hacer una dieta de la que saldrás en algún momento del futuro – incluso después de alcanzar tu peso ideal. Esto se trata de cambiar tu vida a largo plazo y desarrollar hábitos con los que puedas vivir el resto de tu vida.

Entonces aquí quiero que trabajes en tu lista de comidas favoritas y pienses en maneras de hacer algunas substituciones para hacer de esas comidas más amigables con las calorías para ti. Incluso podrías hacer un plan en tu menú semanal e incluir a propósito algunas de estas comidas favoritas para ti en la primera semana. Esto podría probarte que estas siendo diligente en tu seguimiento y propósito, puedes perder peso comiendo las comidas que amas y te llevaran a un mejor comienzo.

En la siguiente sección, compartiré contigo mi lista de comidas típicas y platillos para que tengas algunas ideas y también veras que no hay nada tan elegante en lo que estoy comiendo. ¡Incluso puedes ser más elegante que yo!

Ideas Para Platillos y Meriendas

Aquí te diré algunos de mis platillos típicos que podría tener junto con un conteo de calorías aproximada. Esto no se supone que sea especifico – estarás viendo información de calorías en general para las varias comidas que estaré enlistando, pero esto es para darte un idea de las comidas que disfruto diariamente.

Ideas Para el Desayuno

Siempre comienzo mi día con 2-3 tazas de café y utilizaría ya sea leche descremada o baja en grasa mitad y mitad para que las calorías varíen entre las 36-60 calorías.

2 piezas de pan integral bajo en calorías
Mantequilla de maní
Banana (¡Sí, hago un emparedado con esto!)
275 calorías

2 huevos revueltos con jamón y queso bajo en grasa
2 piezas de pan integral tostado con margarina
390 calorías

2 waffles congelados
Banana o bayas
Sirope bajo en azúcar
270 calorías

2 panqueques (Me encanta la mezcla de Fiber One)
Banana o bayas
Sirope bajo en azúcar
310 calorías

1.5 tazas de avena con azúcar morena
Banana o bayas
1/2 taza de leche descremada
410 calorías

Otras cosas que puedo incluir son varios cereales con frutas o tal Vez una merengada hecha con jugo y fruta congelada. No me agrada Mucho el yogurt pero también es una gran opción para poner un poco de proteína a tu desayuno.

Nunca me salto el desayuno (o ninguna comida) creo que comer una comida sana en la mañana puede ayudarte a tener un buen día.

Ideas Para el Almuerzo
(la mayoría de estas tendrán entre 300-500 calorías)

Típicamente para el almuerzo tengo las sobras de la cena de la Noche anterior. Como una persona soltera, raramente cocino una sola porción por esta razón. Si estoy haciendo de cena pollo, arroz y salsa de maní por ejemplo. Cocino 3 porciones del pollo para poder usar 2 porciones para la ensalada durante esa semana. O puede que cocine 2 porciones de pollo con arroz para poder tener una de esas de almuerzo al día siguiente. Un poco de organización tiene mucho que ver en el camino al éxito cuando se trata de planificación de comidas.

Ensaladas GRANDES
- Yo no uso el control de porciones cuando se trata de la lechuga y la mayoría de los vegetales. Yo digo ¡toma un tazón grande y llénalo con hojas verdes! - mientras más verde, mejor. Elige lo que desees para tu ensalada. Es grandioso conseguir una buena porción de proteína ahí. Me gusta especialmente el pollo con un poco de queso parmesano, pero tú podrías elegir otras proteínas, como el jamón, carne o huevos duros. Otro ejemplo de lo que quiero hacer es cocinar 2 porciones de carne de res para tacos para la cena una noche y usar la segunda porción al día siguiente para hacer una ensalada de taco deliciosa con aderezo Ranch y salsa.

- Esta es una gran oportunidad para experimentar con algunos Vegetales Si aún no estás acostumbrada a comerlos. Me gusta usar Diferentes pimientos de colores, cebollines, pepinos, etc. Te encontrarás sintiéndote muy saludable y satisfecha después de comer una agradable ensalada grande para el almuerzo.

- Por supuesto, la clave principal para mantener la cantidad de calorías razonable para tu ensalada es el tipo de aderezo que elijas. Me gustan muchos los aderezos de Kraft Lite... especialmente la asiática (con mi salsa de maní y pollo) y las diferentes vinagretas. También reconozco amar el aderezo Ranch a un lado de cosas como las papas fritas y pizzas, así como en algunas de mis ensaladas, así que mantengo siempre una botella grande de la Ranch Ligera de Kraft. (Personalmente no me gusta el sabor de los aderezos libres de grasa, por lo que siempre opto por las versiones bajas en grasa) también hay que tener mucho cuidado de no sobre utilizar la porción cuando se trata de aderezar tu ensalada.

- Si almuerzo mi favorita gran ensalada de pollo con salsa de maní y aderezo asiático (incluyo algunas mandarinas con esta ensalada), yo también podría comer una pequeña tortilla de harina al lado. Me gusta empezar haciendo una pequeña envoltura con un montón de ensalada dentro.

Sopas y Emparedados
-Me encantan las sopas enlatadas de Healthy Choice y muchas veces caliento una lata completa (dos porciones) para el almuerzo y lo acompaño con un emparedado de queso a la parrilla.

Quesadilla con queso y pollo si tengo un poco (o a veces con salchicha y queso con algo de aderezo Ranch a un lado) con mucha salsa.

Así que, para el almuerzo la mayoría de las veces será algo de las cosas enlistadas arriba o una porción de las comidas que veras abajo.

Ideas Para la Cena
(la mayoría de estas estarán entre 500-700 calorías)

Pasta con salsa de carne
Queso parmesano
Ensalada con aderezo Ranch
-cocino una lb de carne y luego lo pongo en un frasco de salsa de pasta de tomate natural o con ajo.
-Típicamente también congelo la salsa de carne en dos porciones ya que es bastante fácil calentarlo y hacer una cena rápida.

Pasta con Pesto, salchichas y tomates secos
Queso parmesano
Ensalada con aderezo de vinagreta
- Hago el Pesto con 2 paquetes de condimento.
(Uso menos del denominado Aceite de Oliva, sustituyéndola con una mayor proporción de agua)
-Divido esto en cubetas de hielo y las congelo – una vez congeladas las pongo en una bolsa Zip-lock y cada cubo tiene más o menos 35 calorías.
-Esta es otra manera fácil que hacer con la pasta – solo pon algunos cubos en el microondas y remoja tu pasta con el pesto.
-Claro que podrías hacer esto con pesto hecho en casa y sería mucho mejor.

Pollo con algún tipo de salsa - Me encanta comprar una salsa de maní embotellada, así como algunos de los otros tipos de salsas picantes. Me encanta comer esto mezclado con arroz Basmati normalmente. También puedes lanzar algunas judías verdes, brócoli u otro vegetal Con este plato de arroz.

Tacos de Carne
(Yo sólo uso el paquete de condimentos de Taco Bell – ¡Ves, yo te dije que no era demasiado elegante!)
2 tortillas pequeñas de harina
Queso Mexicano bajo en grasa
Salsa
Ranch

Pescado horneado (Me gusta el Tilapia)
- Yo cubro el pescado con pan rallado, condimentos Old Bay y una pizca de aceite Pam antes de meterlo en el horno.
- Una vez cocinado pongo jugo de limón, alcaparras y queso parmesano en la parte superior.
- Dependiendo de qué otra cosa almuerce con esta comida, Yo también podría comer un poco de salsa tártara ya que las calorías son razonables si no te pasas con la porción.
- Me gusta comer este pescado, ya sea con pasta Angel Hair y pesto o puré de papas casero con ajo.
- También me gusta tener una ensalada o algún otro tipo de vegetales con esto - El espárrago es una gran opción.

Macarrones con Queso hechos en Casa
-Esta puede ser una gran comida reconfortante si estas de humor – la clave es control de porciones.
-Yo utilizo coditos, 1 cucharada más o menos de mantequilla real, queso mexicano bajo en grasa con parmesano arriba.
-A veces me gusta hacerlo con salchichas o jamón.
-Una ensalada a un lado es genial para esto.

Como mencione antes, también como pizza congelada y hamburguesas de pavo con papas fritas en ocasiones.

Ideas Para Meriendas y Dulces

Normalmente tengo 2-3 meriendas durante el día. Usualmente como a media mañana, a media tarde y algún tipo de dulce después de la cena.

Estos pueden promediar entre 100 calorías o menos de 300 calorías más o menos, dependiendo de la cantidad de ejercicio que haya hecho en el día.
Debajo hay algunos artículos que normalmente como de merienda – en algunos casos uno dos artículos.

-una pieza de fruta – banana, manzana, naranja, kiwi, etc.

-tiras de queso bajas en grasa
-un huevo duro
-una tostada con mantequilla de maní o jamón
-galletas
-pretzels
-humus
-vegetales – zanahorias, apio, pepino, etc.
-una tortilla pequeña con queso y salsa
-un tazón pequeño de cereal
-merengada de frutas

Aquí hay algunos dulces que me gusta comer en la noche.

-helado de vainilla bajo en grasa (muchas veces hago un float
con cerveza de raíz de dieta de A&W - ¡delicioso!)
-cualquiera de las meriendas o dulces de 100 calorías
-galletas Graham bajas en grasa
-gelatina sin azúcar con crema batida baja en grasa
-pudines bajos en grasas

Esto es solo para darte algunas ideas para que sepas que no he estado comiendo nada especial de "comidas dietéticas" en mi plan de pérdida de peso. Diseña un menú que funcione para ti y varíalo de alguna manera si crees que esto te ayudara a tu éxito.

A continuación, hablaremos sobre la importancia de hacer Seguimiento a tus comidas y tus calorías.

Importancia del Seguimiento

Una de las piezas críticas para ser exitosa cuando se trata de contar calorías será la certitud de esas medidas y seguir las comidas y calorías que estés consumiendo.

Al principio, te parecerá otra tarea más ya que estarás revisando constantemente las calorías y las medias de tus ingredientes y artículos, pero confía en mí cuando digo que eso se hará más fácil y rápido mientras avanzas.

También hay grandes herramientas de seguimiento que se pueden utilizar en línea o en tu smartphone que hará de esta parte del proceso mucho más fácil. Cuando empecé yo registre todo con un libro para contar calorías o buscándolo en línea y luego registrándolo en mi libreta. Hoy en día uso una aplicación en mi iPhone que me encanta y hace el proceso mucho más fácil. Voy a incluir eso en la sección de recursos para que puedas comprobarlo por ti misma.

Una de las razones por las que sé que me puse tanto peso en los últimos años fue que pasé una cantidad significativa de tiempo sin prestar mucha atención, o incluso estar en negación acerca de la cantidad de comida en realidad estaba consumiendo.

Este proceso te ayudará a retomar la rutina con el conocimiento de lo que estás comiendo y también ayudará a ser más responsables en lo que respecta a la cantidad que estas comiendo.

Verdaderamente el primer paso para muchos de nosotros, es sólo salir de esa negación por lo que este es un paso que es fundamental.

A medida que avanzas, encontrará que será más fácil calcular visualmente medidas y también llegar a conocer cuál es la cantidad de calorías de ciertos alimentos

A continuación, vamos a hablar de una zona de frustración para muchas personas... el temido estancamiento y cómo puedes ser capaz de luchar contra eso con algo conocido como el ciclo de calorías.

Usando El Ciclo de Calorías para Romper un Estancamiento

Ciclo de calorías también se llama dieta zig-zag o el cambio de calorías. Es un método de conteo de calorías que se ha conocido para ayudar a escapar de un periodo de estancamiento.

Con el tiempo, con tu pérdida de peso, es muy probable que experimentes el temido estancamiento. Esto es cuando puedes estar haciendo exactamente las mismas cosas en cuanto a la alimentación y el ejercicio, y tu escala no parece querer moverse. Esto puede ser muy frustrante si una pérdida de libra es importante para ti.

Una opción para romper un estancamiento es haciendo el ciclo de calorías durante un período de tiempo y esto también puede ser algo que podrías querer utilizar para sacudir tu rutina un poco.

El ciclo de calorías es un método en el que tienes un objetivo de calorías por semana en lugar de una meta diaria consistente. La idea detrás de esto es que el tener alguna variación o extremos con tu consumo diario de calorías "engañará" a tu metabolismo y conseguir que tu pérdida de peso comience de nuevo.

Por ejemplo, puedes tener 2 días seguidos que son normalmente un objetivo de 1600 calorías y luego un objetivo de 2000 calorías seguido de otro día con un objetivo de 1300 calorías.

En mi experiencia, este método funciona para romper un estancamiento que puede ser extremadamente frustrante. También he utilizado este método cuando sé que voy a tener unos días con más calorías debido a salir a comer o algo fuera de lo común.

Voy a incluir un enlace en la sección de recursos de una herramienta en línea que puede ayudarte a averiguar una semana de objetivos de ciclo de calorías de acuerdo a tu peso y nivel de actividad actual.

Si, PUEDES Comer en Taco Bell

Yo creo que la mayor parte de mis 140 lb de más fue por comer comida rápida. Taco Bell, McDonalds, Burger King, Pizza Hut…y la lista continua.

Momento de Confesión: en el momento culminante de mi auto-sabotaje, pasaba por varios auto-servicios para conseguir exactamente la comida que estaba ansiando – correr a casa, sentarme en frente del televisor y devorar la comida… llenarme, llenarme y llenarme hasta sentir esa extraña sensación de satisfacción (¡estaba llena!). Me odiaba en esos momentos pero durante el momento era solo algo du una vez que pensé que me haría sentir mejor. (Ok, conscientemente tal vez ni lo estaba pensando para nada…los hábitos pueden ser TAN poderosos)

Hoy ya no siento la necesidad de ir a múltiples auto-servicios pero si me permito comer a veces comida rápida o lo que sea que este ansiando.

Antes de comenzar con mi pérdida de peso, había intentado adelgazar muchas veces y realmente creo que mi mentalidad de todo o nada es parte de lo que me llevó al fracaso durante esos intentos. Cuando me puse a perder peso este momento final, me propuse ser más realista conmigo mismo. Sí, yo quería añadir buenos alimentos saludables a mi dieta, pero realmente no quería decir adiós a mis comidas favoritas basura para siempre.

Si sabía que al comenzar necesitaría un periodo de tiempo donde sería muy estricta conmigo y la dieta…no quería darle oportunidad a los hábitos. Así que renuncie a comer fuera por el primer mes más o menos. Mientras más veces decía que no a mis antojos durante este tiempo, más fuerte me hice. También llegarás ahí, lo prometo.

Con el tiempo, he descubierto que realmente puedo tener más o menos lo que quiero y tengo antojo, no permitirme volverme loca ni nada.

Si me apego a mi ejercicio de la semana / mes y comiendo opciones sanas de 80-90% de las veces, la verdad es que parece que si estoy teniendo un antojo particular, un día me puedo planificar para esa comida y estaré perfectamente bien.

He aquí algunas sugerencias de planificación basadas en el conteo de calorías:

1. Saber lo que vas a pedir y cuál será la cantidad de calorías. (Más o menos) ¿Adivina qué? Taco Bell tiene su menú completo en línea con toda la información nutricional. Quería comer 2 Burritos Volcán (lo sé repugnante ¡jajaja!), Pero como esos bebés tenían 800 calorías de golpe, me conformé con 2 tacos de pollo suaves y regulares y 1 taco de carne de res suave – contando 610 calorías... no está mal y totalmente factible. (AHORA si yo hubiera decidido comer los 2 volcanes - lo que yo podría hacer en un día determinado, intentaría probar comer 1200-1300 calorías la mayoría de los días de esa misma semana ¡y sin duda no renunciar al ejercicio!)

2. Planifica tus calorías para el resto del día. Una gran comida de calorías fuera podrá exigir ajustar tus calorías para el resto del día. Saber lo que va a comer en las otras 2-3 comidas durante el día.

3. ¡Ejercicio! ¡Ejercicio! ¡Ejercicio! ¡No te sientas mal después de comer esa pizza una vez al mes que has estado anhelando! ¡Comprometerse a un gran día extra de cardio antes y después! ¡No hay problema! ¡Sin culpa! ¡Haz el cambio! Está permitido.

4. Sin culpa! Promete disfrutar de la comida que has planeado. La culpa no es necesaria en este caso. ¿Sabes por qué? Debido a que eres consciente... no comer en piloto automático. Has tomado la decisión de disfrutar y mañana tomarás la decisión estar completamente en tu camino sano.

Estoy tratando de ser real aquí contigo... ¡Espero que lo sepas! Soy conocida por comer una pizza pequeña y alas de pollo (¡todos ellos!) en el día 1 del mes después de un exitoso pesaje... y al día siguiente ¡me levanto a hacer mi cardio y planeo una ensalada para el almuerzo!

¡Entra en la zona libre de culpa y disfruta!

Disfrutando Días Feriados o Eventos Especiales

Quería estar segura de incluir como manejar las comidas y mimos durante las temporadas de fiestas o eventos especiales, porque sé que eso puede ser algo con lo que todos luchamos y no quiero descarrilarme de mis buenos esfuerzos. Creo que muchos de nosotros equivalemos las fiestas con grandes comidas y ganar peso. Con un poco de planificación y conciencia, no hay razón para no poder disfrutar una gran comida ni tampoco perder peso o tener una rápida recuperación después de ganar unas pocas libras.

Aquí hay algunos consejos que pueden ayudar. Recuerda ¡planear es la clave para navegar por todos estos retos durante tu viaje de pérdida de peso!

1. Tener una idea aproximada (a menos que estés cocinando, en cuyo caso lo sabrás) de qué comida se sirve.

Para nuestro ejemplo vamos a elegir la comida de Acción de Gracias. Podemos apostar más o menos por el tradicional pavo con todos los arreglos qué vienen junto con él. ¡El pastel de calabaza es mi favorito absoluto! (para mis lectores no en los EE.UU., piensa en tu cena de Navidad o comida grande equivalente a los alimentos tradicionales)

2. Planificar ser diligente con tus comidas de la semana de la gran comida.

En el caso de acción de gracias, por ejemplo, estaría planeando días de bajas calorías (para mí esto podría ser similar a 1200-1400 calorías) de lunes a miércoles de esa semana. Me aseguraré de beber toda mi agua y muy probablemente grandes ensaladas estarán en el menú para el almuerzo. Eso sí, todavía estamos siendo saludables aquí. No vamos a morir de hambre en estos días, pero cualquier pensamiento de pizza o postre será empujado hacia atrás con el recordatorio de la comida del Jueves que viene.

3. Planificar ser diligente con su ejercicio de la semana de la gran comida.

Haz tu plan de ejercicios para la semana y ¡apégate a él! También puede ser una buena idea planificar un poco más. Recuerdo que un año de Acción de Gracias, disfruté de un maravilloso (y largo) paseo bicicleta por la mañana el día de Acción de Gracias. Yo era capaz de pensar en lo agradecida que estaba en lo que respecta a mi salud y lo lejos que había llegado en mi viaje de pérdida de peso.

4. No te "desmayes", mientras que estés comiendo la gran comida.
Sentarse a la mesa con la intención de estar presente mientras estás comiendo. Personalmente, creo que debes comer lo que te gusta en ocasiones especiales como esta, pero mantener el control de porciones en mente y ser consciente de comer hasta el punto de satisfacción y no hasta que te sientas tan llena que apenas puedes levantarte de la mesa. Ahorrar para ese pedazo de pastel de calabaza o el postre al que le tengas puesto el ojo. Disfruta de la compañía.

5. El día y la semana después, ¡volver a la rutina!
Planea hacerlo bien de nuevo al día siguiente. Si tú eres el que cocina, regala tus sobras. Si no, sólo acepta pavo que sería genial en un sándwich o en una bonita ensalada grande al día siguiente. No uses esta comida como una desviación completa de tu plan de pérdida de peso. Puedes comer esta comida el jueves, volver a la rutina el viernes y, no haber aumentado de peso (tal vez incluso pierdas libras) para el lunes. Confía en mí, esto puede suceder y puedes disfrutar de la comida y complacerte un poco.

Creo que con demasiada frecuencia sólo igualamos las fiestas con el aumento de peso y aceptamos la derrota en esta área y no hay absolutamente ninguna razón para tener esta mentalidad. Tu reto de pérdida de peso tiene que ver con los pequeños cambios que tienen grandes efectos en el largo plazo de tu vida. La planificación de las comidas de las fiestas es sólo uno de los acontecimientos de la vida que van a seguir viniendo. Y si ganas 5 libras, no es el fin del mundo. Ya sabes la manera de perderlos, y la clave será la pérdida de esas 5 libras de inmediato y no ir en la otra dirección, utilizando como excusa haber ganado otras 5 libras.

¡Que comiencen las fiestas!

Dándote un Descanso

Definitivamente quiero animarte a que NO te rindas si no cumples con un objetivo de calorías o "lo estropeas" en un día determinado con tu selección de alimentos

Sinceramente, creo que lo MÁS importante en una ocasión como esta es cómo manejas el día siguiente.

Yo creo que en la mayoría de los casos en que "salimos de una dieta" y fallamos, es porque realmente no nos damos permiso para hacerlo bien de nuevo. La mayor parte del tiempo, un desvío inesperado puede provocar un descarrilamiento completo de nuestro plan si no permanecemos conscientes de lo que estamos haciendo y tener claro cuáles son nuestros objetivos a largo plazo.

Yo digo que definitivamente deberías darte un descanso, cortar un poco de holgura y PLANEAR algunos "días de antojo" para ocasiones especiales.

No exagero cuando digo que uno de los días que siempre espero con interés es el día después de una exitosa mensual pesaje. Por lo general es tiempo para pizza (pequeña) y las alas de pollo y es mejor que creas que espero y disfruto hasta la última lamida mis dedos.

Realmente es hora de darte un descanso de todos los patrones comportamiento y conversación negativas que han llevado a un lugar donde no te sientes orgullosa o bien contigo misma.

Puedes realmente mantener este plan de alimentación bajo tu control de una manera que no te deje sentirte privada y llevará a tu pérdida de peso y el ímpetu hacia adelante.

¡Puedes hacerlo!

Recursos y Apps

Sección de Programas y Planes de Dieta Mencionados en las Opciones para Comer Para Perder Peso:

http://www.nutrisystem.com
http://www.jennycraig.com
http://www.slim-fast.com
http://www.atkins.com
http://www.zonediet.com
http://www.southbeachdiet.com
http://www.weightwatchers.com
http://www.biggestloserclub.com

Libros de Conteo de Calorías:

The Biggest Loser Calorie Counter

The CalorieKing Calorie, Fat, & Carbohydrate Counter 2012

The Calorie Counter For Dummies

Páginas Web y Herramientas Útiles:

Fitwatch
Esta página web tiene buena información y herramientas para contar calorías:

http://www.fitwatch.com

Ciclo de Calorías:
Aquí está una página web y herramienta que te ayudará a descubrir un buen plan de ciclo de calorías:

http://www.freedieting.com

Apps:
Hay muchas Apps disponibles para usar en tu smartphone o computadora que puede hacer el proceso de contar calorías, más fácil. Aquí hay algunas que sugiero revises si te interesa.

Lose It
Esta es la App que estoy usando actualmente en mi iPhone para seguir mis calorías diaria y semanalmente. Es fácil de usar y permite añadir tus propias comidas a la base de datos. También puede seguir tus ejercicios con esta App aunque actualmente no la estoy utilizando para esto.

http://www.loseit.com

My Plate Calorie Tracker
Esta es otra App que te ayudará a seguir tus calorías diarias. Ha sido desarrollada por Livestrong.com

http://www.livestrong.com/thedailyplate/iphone-calorie-tracker/

Calorie Counter & Diet Tracker by MyFitnessPal
Esta es otra App popular para seguir las calorías para tu iPhone

http://www.myfitnesspal.com/iphone

Libro 5: Ejercicio para Perder Peso

Una Nota de Paula...

Este volumen y el anterior de la serie sobre comer es donde llegaremos al centro de lo que es perder peso...queriendo decir que lidiaremos con las calorías que ponemos en nuestros cuerpos y las calorías que quemaremos para bajar de peso.

Si tienes una cantidad significativa de peso que perder como yo, probablemente no estés emocionada por la parte del ejercicio. Yo tenía un severo sobrepeso y no soportaba la idea de caminar más de 15 minutos, mucho menos la de ir al gimnasio local donde todos podían ver mi cuerpo de más de 270 lbs en la caminadora (Pista, a las personas en verdad no les importa mucho, pero entiendo por qué te sentirías intimidada – yo también me sentía así).

Escucha. Yo entiendo COMPLETAMENTE dónde estás como si fuera tú misma. Apenas podía caminar dos tramos de escalera hasta mi apartamento sin sentirme sin aire, así que era difícil para mí seguir un programa significante de ejercicio. Esta idea vuelve a lo que dije sobre comenzar dónde estés en el libro sobre establecimiento de metas. Lo decía en serio. No lo vuelvas grande y terrorífico. Todo este proceso de bajar de peso es un viaje. No pasará inmediatamente, PERO pasará y se hará más fácil si realizes este proceso sobre pasos realistas.

NO tienes que unirte al gimnasio local y comprometerte a una hora de cardio ahora mismo si tu cuerpo y mente no están allí todavía.

Lo que necesitas es comenzar a moverte MÁS... más de lo que te moviste la semana pasada y harás mucho más el mes siguiente de lo que estarás haciendo esta semana.

Te prometo que se hará más fácil. Tu cuerpo se ajustará a hacer ejercicio y comenzará a sentirse bien.

El peso comenzará a irse y notarás que te sientes más ligera cuando estés ejercitándote.

Irás desarrollando algunos geniales hábitos de ejercicio y un día, dentro de 6 meses desde ahora, cuando tengas de 40 a 60 lbs. menos, echarás un vistazo al espejo y te llenarás con un sentimiento de orgullo y anticipación por los cambios que has hecho y la única dirección a la que te diriges.

Te sentirás más fuerte en tu cuerpo cada día, sintiéndote más y más confiada sobre tus nuevos hábitos y cambios que estás haciendo en tu vida.

Solo soy una mujer "común" perdiendo más de 100 libras que ha encontrado un número de estrategias que funcionan para mí. En este libro, me gustaría compartir contigo lo que me ha funcionado en terminus de ejercicio y ayudarte con algunas ideas que son completamente factibles y divertidas para ti.

Perder peso y estar saludable ha afectado cada área de mi vida y yo quiero eso para ti. No estoy allí todavía, pero sí sé MUCHO sobre el viaje que estás a punto de comenzar y puedo ayudarte con eso.

Déjame caminar contigo mientras creas un plan para tu propio éxito.

Este libro, el cual es el Vol. 5, como todos los demás puede ser leído por sí solo. Está hecho para ser un modelo para ayudarte a desarrollar un plan de ejercicios realista y divertido que te ayudará a quemar calorías y poner tu cuerpo en forma.

Por TU éxito,

Paula

¿Por qué Usted Debe Hacer ejercicio

Seguramente estás consciente de que "deberías" estar ejercitándote. Hay muchas razones para hacerlo. El hecho de que no lo hemos estado haciendo nos ha llevado en gran medida a ganar peso. Puedo hablar por mí misma aquí, porque con 278 lbs, no estaba haciendo nada de ejercicio. Estaba trabajando en casa sentada frente a mi computadora, que estaba contribuyendo enormemente a lo que se había convertido en un estilo de vida muy sedentario.

Hay muchas razones por las que debemos ejercitarnos, incluso para las personas que no tienen sobrepeso. No voy a caer en todas las explicaciones técnicas de esto – puedes encontrar cientos de libros y material en Internet sobre cómo el ejercicio afecta tu cuerpo. Voy a hablar de los beneficios que he obtenido personalmente del ejercicio. Me imagino que vienes de un lugar parecido al mío, donde tenía más de 100 lbs que perder y me sentía deprimida, también notarás muchos de estos beneficios. Por favor confía en mí mientras comienzas tu propio plan de ejercicios.

Aquí hay algunos de los beneficios que recibí por ejercitarme incluso antes de que perdiera una cantidad significativa de peso. Mientras escribo esto, estoy pensando específicamente en mis caminatas y largos paseos en bicicleta, pero imagínate haciendo las cosas que amas en términos de tu propio programa que diseñarás.

Aire fresco

Esto puede parecer obvio, pero para alguien que fue muy obesa y que también trabajaba en casa de verdad debía poner énfasis en salir fuera durante el día. Una vez que comencé mi rutina de ejercicios prefería dividirlo en pequeños periodos de tiempo para tener la oportunidad de levantarme de mi computadora y salir a tomar aire fresco.

Ayuda con la depresión

Con 278 libras, estaba lidiando con algo de depresión. Francamente creo que es difícil no tener depresión con ese peso. Por supuesto que creo que lo interior es más importante que lo exterior, que igual puedes ser grande y hermosa… todo eso y sé que algunas personas se sentirán ofendidas por el comentario. Todo lo que puedo decir por mi experiencia es que es difícil imaginar sentirse bien físicamente con esa talla al punto donde tus dolencias físicas e incomodidades no afecten tu humor y estado emocional. Sé que para mí era verdad y solo me sentía triste por eso.

Había pensado en ir a un doctor para posiblemente obtener un medicamento, pero la depresión era lo suficientemente leve como para que realmente creyera que era situacional y que se iría tan pronto como me sintiera mejor acerca de mi cuerpo y me quitara algo de peso de encima. Lo que no me esperaba era que me sentiría muchísimo mejor emocionalmente mucho antes de perder una cantidad de peso significativa. Definitivamente se lo atribuyo al ejercicio, a comer mejor y a los buenos sentimientos que vinieron de completar mis metas diarias y semanales consistentemente.

Ponte en contacto con tu cuerpo

En el libro anterior sobre motivación, hablé sobre qué tan fuera de contacto estamos con nuestro cuerpo cuando somos de talla grande. Iría tan lejos como para decir que estaba en completa negación en algunos momentos…hasta que me vi de reojo en el reflejo de una ventana mientras compraba, por ejemplo. ¡Rayos! Parte de la importancia de este viaje para perder el peso y cambiar tu vida será de estar completamente consciente de tu cuerpo. Comenzarás a notar hambre de verdad, los signos de enfermedad o herida y comenzarás a reclamar la propiedad de tu cuerpo una vez más. Ejercitarme de verdad me ayudó a conectarme con esa pieza que había perdido por tanto tiempo. ¡Tu cuerpo y las cosas que es capaz de hacer son gloriosas! Por favor, disfruta cada parte del proceso de reconocimiento sobre cómo te sirve tu cuerpo y de cómo no estás ocupándote de él.

Sentirte bien sobre alcanzar tus metas

Soy un poco intensa cuando se trata de establecer metas y planear. Me encantaba que podía establecer metas semanales sobre ejercicio que fueran al principio simples y completamente factibles y luego más desafiantes para poder exigirme más. Si no estás acostumbrada a sentirte exitosa respecto al ejercicio, esto puede ser una victoria rápida para ti. Para comenzar, establece metas pequeñas y luego avanza desde ahí. Disfruta el proceso de tachar un artículo más de tu lista, que está contribuyendo con tu compromiso de crear una nueva vida para ti.

Tiempo para ti misma

Dependiendo de tu situación familiar y vida actual, tus ejercicios pueden ser el tiempo ideal para que tengas un momento de silencio para ti. Como soy soltera y vivo sola mayormente, hay algo sobre caminar (o andar en bicicleta) sola que me lleva a ciertas zonas. Puedo imaginar que si eres madre, esposa o una mujer de negocios ocupada, esto puede ser un bien merecido descanso de tu vida diaria. Trata de disfrutar ese tiempo para ti.

Tiempo con un amigo

¡Ejercitarse con un amigo/a puede ser igual de bueno! Si estás ocupada y tienes dificultades para programar actividades sociales con tus amigos, considera invitarlos a unirse a ti por un poco de ejercicio. También puede ser una gran fuente de apoyo y compromiso programar ejercicios regularmente con un amigo/a o grupo de amigos.

Incrementa la creatividad

Descubrí que mis ideas de tiempo de ejercicio habían comenzado a fluir. Parecía que mi creatividad se abrió completamente cuando estaba en esta zona. Comencé a llevar conmigo una libreta (y luego solo use una App en mi iPhone) para anotar varias nuevas ideas, e ideas para proyectos que he estado haciendo últimamente.

Aprende algo nuevo

Nunca me voy a caminar sin mi iPhone/iPod. Escuchar varios podcasts o algo inspirador ha sido un instrumento de motivación para mis ejercicios. A veces estoy deseando que sea momento de mi caminata porque muero por escuchar un nuevo podcast o serie motivacional que estoy siguiendo. Lo que escuchas debería ir con tus propios intereses, pero puedes encontrar podcasts gratis de casi cualquier tema. También puedes escuchar tu música favorita o un audiolibro. Si quieres matar dos pájaros de un tiro, encuentra un programa de aprendizaje de una lengua y aprende ese nuevo lenguaje para cuyo aprendizaje nunca encontraste el tiempo. Las posibilidades son infinitas, así que diviértete con ellas.

Ejercitarte te alentará a mantenerte apegada a tu plan de comidas

Realmente creo que un plan regular de ejercicios también te ayudará a mantenerte apegada al plan de comidas para cierta semana. Después de que comiences a disfrutar algunos de los beneficios que sentirás después de una sesión de ejercicios, tienes muchas menos posibilidades de sucumbir a un antojo de comida rápida o comer cosas que no funcionan para tu nuevo yo saludable. Es probable que cuando alcances tus ejercicios de cardio de más de 40 minutos, sentirás hambre por algo saludable y comenzarás a tener antojos de comidas que son buenas para tu cuerpo.

Explora nuevos lugares

Comencé a hacer ejercicio cuando me mude al otro lado del país, de California a Carolina del Norte. No conservé mi auto cuando me mude, así que cuando compré una bicicleta y comencé a usarla de verdad como mi fuente principal de transporte y ejercicio, me permitió explorar la ciudad de una manera a la que no había tenido acceso antes. ¡Era divertido!

Ayudas en la pérdida de peso

Estoy incluyendo el beneficio más obvio del ejercicio al final porque sé que para la mayoría de nosotras, esta es la verdadera motivación para comenzar a hacer ejercicio. No hay duda de que el ejercicio acelerará tu plan para perder peso. Si estás vigilando tus calorías y te ejercitas regularmente, ¡el peso se irá y cada gota de sudor valdrá la pena!

En la próxima sección, quiero hablar sobre la preocupación que tuve y una que seguro tienes también si tienes una cantidad significante de peso que perder.

¿Tienes Miedo de la Piel Flácida?

¡Definitivamente yo sí lo tenía cuando comencé a perder más de 100 libras! He visto imágenes de personas que han perdido cantidades similares de peso y me hizo temer porque dudaba que en cualquier momento del futuro pudiera permitirme la operación que podría resolver ese problema.

En última instancia, probablemente pensarás igual que yo: es mejor y más saludable enfrentar este potencial problema de piel flácida que mantener un peso no saludable en nuestros cuerpos.

Estoy segura de que esto variará de persona en persona y de nuevo, todo lo que estoy compartiendo en estos libros se basa en mi experiencia personal, pero hay dos factores principales que creo me causaron no tener este problema.

1. No fui extrema con lo rápido que perdí peso. Sí creo que cuando las personas pierden peso muy rápidamente es difícil para sus cuerpos ajustarse. Como mencioné en libros anteriores, yo estoy de acuerdo con la pérdida de peso saludable. Esto quiere decir que puede ser lento y tranquilo si también estás enfocada en tus niveles de aptitud física, el proceso puede ser increíble por todo el viaje incluso si quisieras perder el peso más rápidamente.

2. El otro factor que creo contribuyó enormemente a no tener piel flácida es el hecho de que estaba muy consciente y metódica sobre cómo incorporar los ejercicios desde el comienzo de mi plan de pérdida de peso. Escuché de muchas fuentes que uno no debería esperar para incluir entrenamiento de pesas en la rutina, así que te digo este consejo ahora.

No estoy diciendo que necesitas comenzar a levantar pesas desde el Día 1 de tu plan, pero sí recomiendo incorporar algún tipo de entrenamiento de fuerza gradual tan pronto como sientas que estás capacitada. Creo que muchas personas comenten el error de trabajar en esto después de haber perdido el peso o muy cerca de la meta de pérdida de peso.

No soy una experta en esto, pero puedo contarte que mi experiencia personal refleja que esto puede dar un gran beneficio cuando hagas esto en una etapa temprana.

Prácticamente comencé a incorporar esto y lo he trabajado muy consistentemente. Por supuesto, con mucho del peso todavía en mi cuerpo, no podía notar mucha diferencia en términos de músculos o cuán tonificada estaba.

Puedo recordar dos ocasiones muy claras que fueron grandes "¡Ajá!" para mí. Uno fue VERDADERAMENTE verme en el espejo un día. Estaba usando una camiseta sin mangas y me observe bien, preguntándome si esos eran en serio mis brazos. Otra vez fue cuando mi hermana vino a visitarme y no me había visto en mucho tiempo. Nos estábamos arreglando para salir a andar en bicicleta y tenía una camiseta sin mangas. Ella se paró de su silla con sorpresa y dijo que no podía creer lo tonificada y fuerte que me veía desde ese ángulo.

No estoy diciendo esto para alardear y realmente estoy trabajando duro ahora para volver a ese lugar, pero solo te digo esto porque vino de pasos muy pequeños con el tiempo y de mantenerme cada semana apegada al plan.

Creo que el hecho de que estuviera haciendo ejercicio de fuerza y labores básicas, junto con cardio prácticamente desde el principio JUNTO CON el hecho de que estaba perdiendo el peso a un paso muy saludable contribuyó enormemente a que no tuviera piel flácida después de haber perdido una gran cantidad de peso.

Digo esto para alentarte y también para señalar que la visión que puedas tener de una mujer en forma levantando peso y viéndose genial en el gimnasio "puede" que te haya hecho reír de ti misma ciertas veces cuando miras al espejo intentando hacerlo tú misma. Esta fue MI realidad con más de 270 lbs. PERO sigue haciéndolo… enfócate en cada cosa buena que estás haciendo para ti… ¡enfócate en qué tan fuerte te estás haciendo! ¡Llegaras ahí!

En la siguiente sección, hablaremos acerca de los tres tipos de ejercicio que deberías considerar incorporar a tu plan.

Tres Tipos de Ejercicio

He aprendido algunas cosas de otras personas y de leer libros cuando se trata de perder peso y los tipos de ejercicio que uno debería hacer. Por supuesto que todos estamos de acuerdo que algún tipo de cardio que aumente nuestro ritmo cardiaco será un factor clave para quemar calorías y perder la grasa. Creo que muchas personas tienden a enfocarse en el cardio y esto puede ser un error. Sé que en el pasado había pensado en añadir otras cosas a mi rutina como ejercicios de fuerzas DESPUÉS de haber perdido el peso.

Como he escuchado muchas veces sobre el valor de hacer entrenamientos de fuerza desde el comienzo, cuando inicialmente creé mi plan de pérdida de peso, decidí tomar un enfoque de tres flancos para ejercitarme que incluyera las siguientes áreas clave.

Cardio
Esto fue lo primero que implementé y sabía que sería lo más crítico, ya que necesitamos poner en movimiento nuestros cuerpos para quemar la grasa y perder el peso. El cardio incluiría todo lo que ponga en marcha tu ritmo cardiaco. Esto puede ser caminar, correr, ciclismo, kick boxing, circuitos, aeróbicos, varios deportes de equipo, etc. Si apenas estás comenzando y no sabes lo que te gustaría hacer, te sugiero caminar. Es divertido, fácil y te llevará afuera.

Entrenamiento de Fuerza
Tengo que decir que de todas las cosas que hice bien con mis primeras etapas de implementación, la elección de empezar a usar pesas antes y no después tuvo que ser una de las mejores decisiones. A pesar de que no serás capaz de ver esos músculos durante algún tiempo (debajo de toda la grasa, ¿verdad?), recuérdate a ti misma lo fuerte que estás poniéndote y que estás preparando tu cuerpo de adentro hacia afuera. Empecé haciendo algunas máquinas simples en el gimnasio de mi pequeño apartamento y luego creé mi propia rutina usando pesas y algunas otras cosas más tarde que todavía hago hoy.

Estiramientos y Ejercicio Básico

Creo que esta pieza es fundamental al principio porque al igual que con el entrenamiento de fuerza, estás enfocándote en la base de tu cuerpo. Volver a tus grupos de músculos centrales fuertes y sanos afectará todo lo demás que hagas. También me pareció que el estiramiento y pilates, que es mi ejercicio básico de elección, me ayudó a estar más en contacto con mi cuerpo durante las primeras etapas.

Voy a entrar en más detalles acerca de cómo personalmente fui incorporando estos diferentes tipos de ejercicios, pero por ahora sólo quiero que tengas una idea de por qué he elegido comenzar con estas tres cosas en mente. También quiero hacer hincapié en que vas a desarrollar tu propio plan, así que lo que es divertido y que funciona para mí puede que no se sienta bien para ti y eso está bien. Es sólo que no quiero que NO consideres hacer algo porque es nuevo o piensas por alguna razón que no puedes hacerlo.

Créeme cuando te digo que nunca hubiera hecho mis rutinas de Pilates los primeros días ¡en frente de todo el mundo! Esto quiere decir que puede ser duro al principio, pero la belleza de esto es el progreso que harás y veas durante el camino. ¡ESO, mi amiga, será una de las muchas victorias para ti en el camino!

¿Todavía te sientes preocupada sobre el ejercicio? A continuación, hablaremos acerca de cómo encontrar algo que te guste. Sí, creo que encontrarás algo también.

Encuentra Algo que te gusta

Si eres de las que piensa que nunca va a disfrutar del ejercicio, definitivamente no estás sola. Sé que muchas de nosotras miramos a los fanáticos del gimnasio como si estuvieran locos por estar enamorados del ejercicio.

Puede que nunca llegues a amar tus sesiones de ejercicio y estoy aquí para decirte que realmente está bien. No estás sola y algunos días va a estar bien y otros tal vez no tan bien cuando se trata de ir al gimnasio o tus metas de ejercicio para la semana.

Solo seré sincera contigo y te diré que debes hacer ejercicio. Aprende lo mejor que puedas para simplemente aguantártelo y hacerlo. Por supuesto, esto quiere decir que también tienes que ir al médico y asegurarte de no experimentar un problema físico que te impida hacer ejercicio.

Aprenderás a disfrutar los beneficios del ejercicio y realmente no hay nada que se compare a lo maravilloso que puede hacerte sentir, sobre todo cuando se empieza a ver el peso irse más rápido como resultado de un aumento de ejercicio.

Si no te gusta la idea de estar sudando al ejercitarte al lado de todos los cuerpos esculturales del gimnasio, no comiences haciendo esto. Aunque he de decir que si estás interesada en ir al gimnasio, por favor, no dejes que tu tamaño actual o nivel de condición física te desanime en absoluto. Puede sorprenderte el apoyo que puedes encontrar en el gimnasio. La mayoría de la gente realmente sólo se preocupa por su propio entrenamiento y cuerpo, por lo que si te sientes juzgada, lo más seguro es que sólo esté pasando en tu cabeza.

Encuentra algo que disfrutes. Esta es por mucho la mejor solución para empezar y podría tomar algunos aciertos y errores para averiguar qué es esa cosa en particular para ti.

Voy a utilizar mi propia experiencia como ejemplo con la esperanza de que seas capaz de relacionarte con algo aquí por ti misma.

Cuando apenas estaba empezando con mi plan de pérdida de peso, pesaba 278 libras. No podía caminar por un tramo de escaleras sin sentirme sin aliento. Estaba llegando a un punto en el que estaba teniendo una gran cantidad de hinchazón en los pies y las piernas, junto con algo de entumecimiento que estaba empezando a alarmarme. Estaba realmente preocupada por hacer ejercicio en general, porque me preocupaba que me diera un ataque al corazón o algo así y la idea de esto era preocupante. Esta es una razón por la que vi a un médico y quiero hacer hincapié en que también es necesario hacer esto al principio para estar segura de qué eres físicamente capaz de hacer.

En el libro anterior sobre el establecimiento de metas, describí cómo empecé con un desafío de caminar 30 días, en que me comprometí a caminar 1 hora al día durante 30 días. No es necesario comenzar con una meta así y, en retrospectiva, probablemente haya sido un poco fuerte. No voy a entrar en detalles, pero te diré que NO pude caminar durante 60 minutos o incluso por 30 minutos seguidos. Terminé caminando alrededor de los terrenos de mi complejo de apartamento en cuatro ocasiones diferentes durante todo el día durante 15 minutos cada vez.

Eso es lo que podía hacer con 278 libras... caminar durante 15 minutos. Y era difícil... Y no me sentía muy bien las primeras veces... Y se hizo mucho más fácil.

Por lo tanto, comienza con lo que puedas hacer y de preferencia lo que te gusta hacer.

Yo prefiero el ejercicio al aire libre que estar en el gimnasio. Siempre lo he hecho. También me encanta emparejar mis ejercicios con escuchar alguna de mis podcasts favoritas que hable de viajes o negocios en línea. Creo que caminar es una gran manera para que cualquiera pueda empezar. Una vez que tengas unos buenos zapatos, no hay costo, lo puedes hacer casi en cualquier lugar y no hay algo tan motivador como estar fuera al aire libre.

De verdad me gusta caminar, pero ahora voy a decirte algo que cambió por completo lo que siento acerca de ejercitarme.

El Día que Compre una Bicicleta

No estoy segura de cuándo empecé a pensar en comprar una bicicleta, pero mi primer pensamiento fue que yo podría ser demasiado grande como para montar una bicicleta. Creo que estaba alrededor de las 250 libras o menos. Recuerdo que fui a la tienda local de bicicletas y con las manos en las caderas pregunté al tipo de ventas si la gente gorda podía andar en bicicleta. Él me miró y se encogió de hombros diciendo algo en el sentido de, bueno, por supuesto, una tontería que vendemos bicicletas a hombres de más de 300 libras aquí todo el tiempo. ¡Él era increíble en realidad! Le dije cuáles eran mis principales preocupaciones. Quería EL (gran) asiento más cómodo y algo que me permitiera ir a largas distancias. Salí ese día con mi primera bicicleta Trek.

Como se mencionó anteriormente, en este momento de mi vida estaba viviendo en Carolina del Norte y no tenía un auto. Tenía la bicicleta totalmente personalizada con maletas laterales y todo lo que iba a necesitar para hacer de este un modo real de transporte.

Ahora fíjate, yo ni siquiera había estado en una bicicleta desde que era una niña. Vamos a decir que habían pasado más de 20 años. Por lo que sabía, sería la única excepción a la regla de no olvidar nunca cómo montar en bicicleta. Tomé la bicicleta a casa y realmente no planeé usarla durante unos días.

El día que tomé la bicicleta por primera vez, parecía que iba a llover, pero decidí dar una breve vuelta por el vecindario. No exagero cuando digo que estar en la bicicleta por primera vez me llevó de vuelta por completo a mi infancia. Había encontrado mi ejercicio ideal. Me encantó desde el momento en que pedaleaba por primera vez ese día. Cuando estaba terminando el paseo, comenzó a llover lo que me hizo andar en bicicleta lo más rápido que pude y NO se sentía como ejercicio... ¡fue DIVERTIDO!

A partir de ese momento, sentí como si hubiera abierto la puerta a algún secreto especial acerca del ejercicio y la pérdida de peso. No me malinterpretes, sin duda había días en que no tenía ganas de subir a la bicicleta, pero una vez que lo hacía era TAN maravilloso. Empecé a manejar durante horas cada vez que podía. Yo montaba mi bicicleta para comprar comida, hacer mandados y a cualquier cita que tenía. ¿Sabes qué? El peso comenzó a irse y me sentía TAN en forma. Me retaba a mí misma con la distancia y alcancé un récord de más de 50 millas tan sólo unos meses después de comprar mi bicicleta.

Es posible encontrar algo que te guste hacer. Piensa en tus días de la niñez o de la escuela secundaria, si estuviste involucrada en los deportes en absoluto. Tal vez eras una corredora y no tomaría mucho para volver a ese punto de la carrera a distancia. Si has jugado un deporte de equipo, quizás puedas participar en un club local o conseguir algunas personas que conozcas para participar en un juego. Tal vez el amor a la danza y el último DVD de Zumba estén llamando tu nombre.

Prueba con un montón de cosas hasta que encuentres lo que se siente mejor para ti.

Si todavía odias el ejercicio al final de probar un montón de cosas nuevas, de una manera amorosa te digo: ¡aguántatelo! ¡Te LLEVARÁ a dónde quieres estar! Valdrá la pena. Confía en mí. Confía en ti misma; simplemente empújate a través de cualquier resistencia.

En la siguiente sección, hablaremos un poco acerca de cómo establecer tus metas para ejercitarte.

Estableciendo Metas Realistas de Ejercicio

Entré en mayor detalle con la forma de dividir tus metas para tu plan de pérdida de peso en el libro anterior sobre el establecimiento de metas, pero aquí me gustaría darte algunas sugerencias que son específicas para tus metas de ejercicio.

En primer lugar, si tienes una gran cantidad de peso que perder y no estás acostumbrada a hacer ejercicio de manera regular, lo mejor que puedes hacer por ti misma es empezar con metas que son completamente factibles. No me malinterpretes, no quiero que sufras aquí por más de las primeras semanas, pero creo que es importante que te comprometas con el éxito desde el principio.

Quiero que tus primeros sentimientos de logro sólo provengan de cumplir con lo prometido a ti misma y esto incluye el área del ejercicio.

Yo sugeriría que tengas una idea de hacia dónde te diriges en términos de metas de ejercicio a largo plazo. Creo que es mejor para tu plan general de pérdida de peso si comienzas con la idea de que estarás mezclando tus diferentes tipos de ejercicio y añadiendo cosas nuevas durante el camino. Encontrarás después de un rato que algunas de las cosas que has estado haciendo con éxito para bajar de peso parecen alcanzar un nivel de estancamiento cuando se trata de la pérdida de peso en la balanza. En tiempos como este, puede hacer maravillas para sacudir tu rutina actual un poco.

Esta es una de las razones por la que me encantó hacer el enfoque de tres flancos para mi plan de ejercicios. Cuando empecé a perder peso muy rápidamente, en su mayor parte me centré en caminar como forma de ejercicio. Gradualmente introduciría mi entrenamiento de fuerza, trabajo abdominal y Pilates en la mezcla. El hecho de que no tienes que empezar con todo probablemente te ayudará a sentirte menos abrumada y también te puede dar algunas grandes metas para trabajar en el futuro.

Quiero mencionar que siempre debes programar una visita con tu médico antes de comenzar cualquier tipo de plan de ejercicios, así que por favor no te saltes este paso. Realmente necesitas tener el certificado de buena salud a la hora de ejercitar tu cuerpo y hacer andar tu ritmo cardíaco.

Sólo para darte una idea, aquí está lo que yo sugeriría en términos de metas para alguien que está empezando con 278 libras con poco o ningún ejercicio regular en la actualidad. (¡Esta era yo!) Por supuesto que puedes ajustarlo basada en tus capacidades físicas actuales, pero no quiero abrumarte justo en el comienzo, ya que potencialmente puede llegar a descarrilarte.

Para tu primera semana en tu plan, me gustaría sugerir que tu verdadero objetivo es empezar a moverte. Comprométete a salir y caminar en esta primera semana por un mínimo de tres sesiones de 15 minutos. Cualquier cosa por encima de eso puede ser una ventaja. Pero haz una meta que funcione con tu horario y no te olvides de que también vas a ajustar tus comidas y estarás cada vez más consciente de lo que comes esta semana así que trata de no abrumarte El objetivo de la semana 1 es mantener con éxito tus promesas de ejercicio a ti misma y estar dispuesta a aumentar estas un poco durante la semana 2.

También podría gustarte mirar hacia el futuro en tus metas para el mes 2 y un gran objetivo sería añadir regularmente en uno de tus otros tipos de ejercicio... tal vez el trabajo regular de abdominales por ejemplo.

Además de mirar hacia el futuro podrías incluir en el Mes 3 algún entrenamiento de fuerza regular en tu rutina.

Así que, sabiendo esto, tus primeras 4 semanas más o menos serían realmente todo acerca de cardio. Trabajar en el aumento de la distancia y la cantidad de tiempo que estás caminando (o cualquier cardio que elijas hacer). Al entrar en la semana 2, te animo a tener cinco días de cardio y de ahí ir aumentando el tiempo, de modo que para cuando llegues al mes 2, estarás cómoda con cinco sesiones de 30 a 40 minutos (mínimo) de cardio a la semana. Esto sería una gran meta en mi opinión y si también estás viendo tus calorías, estoy muy segura de que entrarás al mes 2 con una pérdida muy significativa de peso.

Si tienes la meta de abdominales para comenzar en el mes 2, es posible que también quieras empezar a tratar eso para finales del mes 1... sólo para que puedas empezar a tener una idea de cómo va a ser.

Por supuesto, no dudes en adaptar todo esto para satisfacer tus propias habilidades y nivel de motivación. Ciertamente, puedes hacer más y mientras más seas capaz de hacer, más rápido el peso se irá. Sólo quiero hacer hincapié en que yo quiero que estos sean cambios en tu vida y no sólo un período de tiempo mientras estás perdiendo el peso.

Ahora vamos a desglosar cada uno de los tres tipos de ejercicio y voy a compartir contigo lo que ha funcionado para mí.

Cardio

Como mencione en la sección sobre la búsqueda de algo que te gusta, esto puede ser una pieza fundamental para tu éxito. Por supuesto, es mucho más fácil hacer ejercicio a largo plazo cuando realmente disfrutas de lo que sea que estés haciendo. Si eso es muy lejos para ti, el mejor consejo que puedo darte es encontrar algo que sea tolerable y pueda ser relativamente fácil para que los completes de forma regular. Predigo que una vez que empiezas a ver los beneficios y la pérdida de peso, empezarás a disfrutar de tus entrenamientos por lo menos en algún nivel.

Hay tantas cosas que puedes hacer para aumentar tu ritmo cardiaco y poner tu cuerpo en movimiento. Los factores que pueden determinar lo que elijas hacer podrían tener que ver con el costo y lo accesible que ciertas cosas son. Por ejemplo, si el costo no es realmente un problema para ti y piensas que estarías muy motivada a ir a ese Nuevo gimnasio después del trabajo, como sea ve por ello. Si el costo es un problema y te cuesta imaginar tu cuerpo en movimiento durante largos periodos de tiempo, comienza por caminar en tu vecindario como yo lo hice. Esta es una de las maneras más fáciles para empezar y se puede aumentar fácilmente el nivel de dificultad con tu propia rutina de caminar.

Decide si preferirías hacer ejercicio en el interior, como el caso de un gimnasio local, o fuera al aire libre. Esto puede depender de la época del año que es y las condiciones climáticas en tu parte del país. Si te gusta andar en bicicleta o caminar fuera y vives en un lugar donde habrá un invierno áspero, es probable que quieras tener algunas buenas alternativas de interior para esta época del año. No olvides que también puedes hacer mucho con unos buenos DVDs en tu propia sala de estar. Recomiendo personalmente cualquier cosa que Jillian Michaels haga y voy a incluir algunos enlaces a mis favoritos en la sección de recursos.

Cuando empecé mi plan de pérdida de peso, opté por caminar com mi ejercicio cardio. Esto era barato, fácil y me llevaba afuera. También me gusta mucho escuchar mi iPod cuando camino y comencé a escuchar un montón de podcasts y cosas que me motivaran, que fue una gran segunda ventaja para salir a dar un paseo.

Más tarde, como ya he dicho, compré una bicicleta y esto se convirtió en el principal ejercicio de cardio para mí. Tuve la oportunidad de aumentar mi tiempo de manera significativa en la bicicleta y a veces iba a dar un paseo de 2 a 3 horas por las mañanas, que era una Buena manera de empezar el día.

Con el tiempo, caminar, o el ejercicio que elijas, se hará mucho más fácil y necesitarás esforzarte un poco más para obtener los mismos beneficios de aumentar tu ritmo cardiaco. Puedes hacer esto incrementando el tiempo o la distancia, tu inclinación o incrementando la rapidez. Todos estos son muy fáciles si trabajas con una caminadora. Si estas caminando fuera, tal vez necesites un poco más de intención sobre crear desafíos en tus caminatas. Podrías añadir pesas o pesas en los tobillos a tu rutina de caminar, por ejemplo.

Probablemente, lo mejor que puedes hacer para mantener tu rutina de cardio interesante es mezclar un poco de semana a semana. También es práctico cambiar tu rutina para seguir recibiendo los beneficios de perder peso, porque tu cuerpo podría necesitar un poco de sorpresa de vez en cuando para hacer que tu metabolismo se mueva y seguir perdiendo peso.

Mi meta normal de cardio es hacer un mínimo de 5 sesiones de cardio a la semana durante al menos 40 minutos. Cuando estaba en modo de pérdida de peso intensa, solía hacer mucho más que esto. Yo tal vez iba a dar un largo paseo en bicicleta por la mañana y luego también iba de 30 a 40 minutos a pie por la noche. Tú sólo diseña una rutina que te funcione, pero de todo el ejercicio que hagas, no escatimes haciendo tu cardio si realmente quieres ver algo de pérdida de peso en la balanza.

Pondré un link para algunas herramientas de gestión de calorías en la sección de recursos que es posible que quieras probar. Ellos rastrean las calorías quemadas, así como las calorías que consumes con regularidad.

A continuación, vamos a hablar de la parte de entrenamiento de fuerza de la rutina de ejercicios.

Entrenamiento de Fuerza

No puedo enfatizar la importancia de hacer entrenamiento de fuerza como parte de tu rutina normal de entrenamiento desde el principio. Realmente creo que fue fundamental para que mi cuerpo se pusiera en forma y te permitirá los beneficios de sentirte fuerte y tonificada durante el camino.

Hay muchas maneras en que puedes incorporar el entrenamiento de fuerza en tu rutina. Si ya perteneces a un gimnasio, este será el lugar lógico para empezar ya que la mayoría de los gimnasios tienen cada pieza de equipo que se necesita para desarrollar una gran rutina para ti. Incluso puede que quieras considerar contratar a un entrenador personal para ayudarte a empezar en el gimnasio, si eso es algo que puedes permitirte. Es muy importante que seas consciente de tu forma cuando estés realizando ejercicios con pesas porque deseas que los movimientos sean los más eficaces y tampoco quieres correr el riesgo de lesiones, por lo que incluso si no puedes contratar a un entrenador debes ser capaz de hablar con alguien en el gimnasio sobre el uso correcto de los diferentes tipos de máquinas.

Empecé yendo al pequeño gimnasio de mi complejo de apartamentos para usar las pesas allí. Entonces me decidí a crear mi propia rutina con pesas que podía hacer en mi apartamento. Me gusta hacer mis pesas mientras veo uno de mis programas favoritos de televisión. La rutina pasa rápido y hace que esta meta sea algo a lo que pueda apegarme cada semana.

También podrías comprar una rutina muy eficaz de ejercicios en un DVD y voy a poner el link de algunos en la sección de recursos.

Es una buena idea dar a tu cuerpo un día de descanso cuando usas pesas. Si estás ejercitando tanto el cuerpo superior como el inferior puedes alternar estos cada día. Yo estaba mayormente preocupada por la fuerza superior del cuerpo por lo que mi rutina normal de entrenamiento de fuerza era lunes, miércoles y viernes.

Mi rutina típica del cuerpo superior incluye unos 8 ejercicios diferentes. Es difícil explicar cada uno sin imágenes, pero puedes buscar en línea o comenzar con un buen DVD si no estás segura de qué hacer. Hago cosas como flexiones de brazos (estilo más fácil), prensas de pecho y flexions de bíceps, sólo para darles una idea. Si comienzas con uno de los DVDs de Jillian Michael (una palabra de advertencia – ¡no son fáciles!), siempre puedes utilizarlos para aprender la forma correcta y elegir el mejor ejercicio para luego diseñar tu propia rutina.

Debes trabajar en condiciones de hacer de 2 a 3 series de estos Ejercicios y cerca de 10 a 12 repeticiones de cada ejercicio individual. Me parece que 2 juegos de pesas funcionan bien para mí. Tengo un juego de 5 libras y un juego de 10 libras. Es posible que desees comenzar con algo más ligero que 10 libras.

Si también quieres incluir entrenamiento de fuerza de tu cuerpo inferior, podrías hacer cosas como estocadas y sentadillas, por ejemplo. Un buen DVD será capaz de darte ideas para ejercicios para la parte superior e inferior de tu cuerpo.

Creo que toma un tiempo para notar los beneficios de trabajar con pesas. Probablemente te darás cuenta de tu pérdida de peso antes de que notes un aumento en el músculo, aunque ten en cuenta que un aumento en músculo puede ralentizar la pérdida de peso que se refleja en la balanza, en términos de números. Por favor, no dejes que esto te desanime porque con el tiempo la construcción de músculo es una de las mejores cosas que puedes hacer para que tu cuerpo sea más eficiente para perder la grasa que es tu objetivo real con todo esto.

Creo que lo más importante aquí es la consistencia. Comienza tan pronto como sea posible en tus esfuerzos para perder peso, añádelo a tu lista de metas semanales y sólo mantelo después. Estarás tan agradecida de haber incluido entrenamiento de fuerza en tu viaje.

Para ayudar a mantener la motivación, realmente nota el aumento de tu fuerza a medida que avanzas. Descubrí que fui de un único objetivo de querer no ser gorda a una meta de verdad querer sentirme en forma y fuerte. Empecé a sentirme de esta manera mucho antes de acercarme a mi meta de pérdida de peso final.

A continuación, vamos a repasar cómo se pueden incorporar estiramientos y trabajo básico en tu rutina de ejercicios.

Estiramientos y Ejercicios Básicos

Admitiré que no soy el mejor ejemplo de estiramientos antes y después de mi cardio. Es una buena idea tener el hábito de hacer un poco de estiramientos antes y/o después de hacer algo intenso con tu cuerpo. Aquí me estoy refiriendo a un tipo general de estiramientos como parte de tu rutina de ejercicios.

Me gusta pensar que esta porción del enfoque de tres flancos para poner mi cuerpo en forma como el que me hace más larga. Por supuesto no estás agregando centímetros (¡rayos!) a tu estatura pero esto puede mejorar enormemente tu postura y ciertamente ayudarte a sentirte más larga y delgada.

Me encanta hacer Pilates para esta parte de la rutina, pero también querrás ver otro tipo de yoga, ya que a muchas personas les encanta y creo que ofrecería los mismos beneficios que he obtenido del Pilates.

Yo comencé con, y todavía lo uso, un DVD de Pilates muy básico. Pondré un link sobre eso en la sección de recursos. Mi rutina normal consiste en hacer Pilates de 2 a 3 veces por semana. Esta rutina que hago dura de 30 a 40 minutos y se ha convertido en uno de los momentos más relajantes de mi semana.

Cuando comencé, de verdad que no podía hacer todos los movimientos correctamente y, me atrevo a decir, ¡probablemente me veía ridícula! Desde luego, nunca habría hecho esto delante de nadie en ese entonces con más de 250 libras. Pero con el tiempo, podría hacer todos los ejercicios y aprendí a adorar esta parte de mi rutina de ejercicios por muchas razones.

Encontré que era algo muy tranquilizante para hacer. Puede ser un momento para relajar tu mente y sólo centrarte en tu cuerpo. Por esa razón, creo que el Pilates es otra excelente manera de estar más en contacto con tu cuerpo si has estado en negación y no realmente experimentando tu cuerpo como yo había estado haciendo. Con el tiempo, observa cómo tu cuerpo está cambiando a medida que se hace más fácil hacer cada uno de los ejercicios.

Ahora quiero pasar a hablar de trabajo de abdominales. Ahora, me imagino que si tienes más de 100 libras que perder o si eres como muchas personas que quieren perder peso, un lugar muy notable para perder esa grasa extra será el estómago y la cintura.

Tu trabajo de abdominales va a ser fundamental para el desarrollo de un buen centro fuerte. Ciertamente, tendrás una gran cantidad de beneficios, en términos de trabajar los abdominales de la rutina de Pilates y también tu rutina de entrenamiento de fuerza si haces los ejercicios correctamente.

Tuve una pérdida tan extrema de pulgadas en el estómago y la cintura que me pareció que valía la pena mencionar esto como parte de tu rutina normal.

Juro por un pequeño ejercicio llamado "Abs de 8 minutos". Es totalmente anticuado en términos de estilo – estamos hablando de los años 80. ¡Lo que me encanta de esta rutina es que tiene SÓLO 8 minutos de duración! Quiero decir, ¿quién no puede hacer una rutina de 8 minutos con regularidad, cierto? Tomé el compromiso de ser consistente con esta rutina 5 días a la semana. Para mí esto era de lunes a viernes y prácticamente sólo me dije que no iba a almorzar antes de hacer esta rutina. Hazla día tras día y experimentarás el verdadero éxito con los abdominales.

Una palabra de advertencia cuando se es principiante... ¡ese pequeño entrenamiento corto de 8 minutos tomará toda la vida Y lo vas a sentir! ¡No te desanimes y no te rindas! Establece esto como parte de un proceso con el objetivo de hacer la totalidad de 8 minutos sin parar. También te recomendaría hacer un poco de cada ejercicio en lugar de saltar porciones enteras. Cuando se es principiante, también es posible no ser capaz de hacerlo 2 días seguidos sin descanso porque los abdominales estarán adoloridos. Haz lo que puedas, pero mantente a la misma. Te prometo que no te arrepentirás y serás capaz de hacer esta rutina sin problema en poco tiempo.

• También quiero mencionar que hay otras rutinas rápidas como esta disponibles si no puedes encontrar una específica. Pondré un link con unas pocas ideas en la sección de recursos para ti.

La construcción de tu centro contribuirá mucho a tu éxito total, por lo que te animo a incluir esto como parte de tu rutina de para perder peso y ponerte en forma.

Ahora, cubriremos una sección sobre la creación de un poco de paz dentro de tu rutina normal… oye, ¡sé que podrías utilizar algunos!

Crea Paz en Tu Rutina

A pesar de que esta sección no habla específicamente de ejercicio y perder peso, sí quiero mencionar algunas ideas aquí porque creo que juega un rol importante en desarrollar una sensación renovada de autoestima y recordarte a ti misma lo que significas para el mundo.

Mi enfoque de esto viene de que soy cristiana, pero si ese no es tu sistema de creencias sin duda puedes incorporar la meditación o la quietud en tu vida de la manera que funcione para ti. Si esta sección del libro no es tu taza de té, no dudes en seguir adelante… es corta.

Realmente creo en comenzar mi día con la oración y la lectura de mi Biblia. No digo que lo hago todos los días y desde luego no soy legalista de cualquier manera cuando se trata de mi cristianismo y la relación personal con Dios.

Yo ya he compartido en un libro anterior que uno de mis mayores problemas con mi peso es que sentía que no estaba siendo la persona que Dios deseaba que yo fuese. Que había permitido que mi peso hiciera efecto en gran parte de mi vida y sabía que me retenía de perseguir los sueños y metas más grandes de mi vida.

Comenzando el día con la oración y la Biblia me centra en mis objetivos y en los que creo son los propósitos de Dios para mí. También es un momento de gratitud y búsqueda de Dios por su fuerza para ayudarme a continuar mis esfuerzos.

Independientemente de lo que pienses, definitivamente creo que hay un propósito particular para TU vida. ESO es realmente lo que quiero para ti... que seas más de lo que estás destinada a ser. Supongo que tu peso también podría estar obstaculizando esto para ti como lo hizo para mí.

La oración, la lectura de la Biblia u otros libros espirituales y meditación de algún tipo ayudarán a relajar tu mente y recordar por qué estás poniendo el esfuerzo en cada día para cambiar tu vida. Considera la posibilidad de incorporar algún tipo de momento de tranquilidad en tu propia rutina como una forma de centrarte a ti misma antes de comenzar tu día.

¡Más paz en nuestras vidas es algo bueno!

A continuación, repasaremos algunas ideas para encontrar la inspiración para seguir adelante.

Encontrando Inspiración

El segundo libro de la serie sobre la motivación fue uno de mis favoritos al escribirlo. Te animo a adquirir ese si sientes que la falta de motivación para empezar es tu mayor problema.

Aquí sí quiero repasar algunas ideas específicas para encontrar la inspiración cuando se trata de perder peso y apegarte a tu programa de ejercicio como un componente clave de ese proceso.

Crea algo visual.
Busca fotos de cuerpos que te gusten. Esto no es para alentarte a ser como alguien más o tener alguna expectativa irreal. Personalmente encuentro los cuerpos de mujeres fuertes que están en forma muy inspiradores. Puedes crear un collage o pizarrón de visión con imágenes o usa Pinterest como una forma de crear un pizarrón de visión online para ti.

Descubre lo que te inspirará para seguir en los días que no te sientes con ganas de nada.
Esto realmente se remonta a descubrir cuáles son tus metas más grandes y la visión de cómo tu vida podría ser. Esto podría ser algunas de esas cosas que sientes se ven frenadas por tu peso. Para mí, por ejemplo, tengo un gran sueño de ser un punto de partida independiente con un traspaso a Tailandia y definitivamente siento que mi peso ha sido uno de los factores que me ha impedido hacer eso antes de ahora. Sé que esto está sobre todo en mi cabeza, pero es un factor sin embargo, y una manera en que el exceso de peso me ha afectado.

Mantén tus metas frente a ti.
Tener metas claras por escrito que puedes fácilmente poner frente a ti puede ayudar a alentarte e inspirarte en esos días en los que no tiene ganas de ir al gimnasio o salir a dar tu paseo. A veces es realmente sólo una simple cuestión de hacerlo, de manera que puedas tacharlo de tu meta semanal o lista de tareas pendientes.

Ejercítate con otra persona o grupo.

A veces, conseguir el apoyo de un amigo para hacer ejercicio puede ser una gran fuente de motivación para hacer tus entrenamientos. Muchas veces mantenemos nuestros compromisos con la otra persona antes de mantener un compromiso con nosotros mismos para hacer ejercicio. Yo te animo a cambiar este pensamiento. Es decir, haz que tus compromisos contigo misma sean LOS más importante en todo este proceso. También puedes ser capaz de encontrar un grupo local con quien entrenar regularmente, esto puede ser divertido. Considera la posibilidad de buscar en línea un grupo de Meet-up por ejemplo, o en Craigslist (siempre sé inteligente y mantén la seguridad en mente). Es posible que haya un grupo interesado en caminatas semanales como un ejemplo y esto también puede ser un tiempo social que esperar durante tu semana.

Construye una red de apoyo para inspiración.

Otra gran fuente de inspiración puede venir de conocer a otras personas en línea que también se enfocan en objetivos de pérdida de peso. Con todos los diferentes sitios de medios sociales por ahí, como Twitter, Facebook y los blogs y foros específicos de pérdida de peso puede ser muy fácil conectarse con otras personas. Esto puede ser una gran fuente de motivación en esos días cuando no tienes ganas de apegarte a tus metas de ejercicio.

Realmente céntrate en poner un plan en conjunto que te mantendrá enfocada y en marcha hacia adelante cuando se trata de ejercicio y el logro de tus propios objetivos de pérdida de peso.

Escucha, no quiero que pienses que soy perfecta con todo esto. No soy y definitivamente tengo mis días cuando sucumbo a la idea de no mantener mi compromiso de ejercicio para un día determinado. Al igual que con las metas de alimentación, lo MÁS importante será lo que hagas DESPUÉS de un día como este. NO dejes que descarrilen todos tus esfuerzos. Si puedes retomar el camino rápidamente después de saltarte una de tus metas previstas, estarás bien. Te prometo eso.

A continuación, ¡hablaremos de la parte divertida de reconocer todos tus éxitos!

Presta Atención a Tu Éxito

Creo que para muchas de nosotras, cuando tenemos una gran cantidad de peso que perder, puede ser difícil dejar de golpearnos a nosotras mismas y mirar el largo viaje por delante.

Te animo a ENCONTRAR cosas por las que sentirte bien. Esto realmente es un proceso y vas a estar dando algunos grandes pasos para crear un cambio real en tu vida. No siempre va a ser fácil, pero valdrá la pena. Te lo prometo.

Encuentra maneras de celebrar tus logros a medida que avanzas a lo largo de tu propio viaje. No estoy hablando sólo de libras perdidas aquí. También estoy hablando de maneras en que puedes marcar los hitos de tu viaje de ejercicios. Tú decides lo que será, pero como un ejemplo, ¿sabes la rutina de abdominales de la que hemos hablado antes? Celebra el día que hagas los 8 minutos COMPLETOS del video sin parar. ¡Te lo merecerás!

También quiero animarte a que DE VERDAD prestes atención a cómo te sientes una vez que empiezas a hacer ejercicio y comer alimentos saludables.

Digo esto porque habrá días en que podrías estar frustrada por lo lento que el peso está yéndose o el tiempo que está tomando. Durante estos momentos, si te centras en lo bien que te sientes (te sentirás mejor), entonces esto es motivo de reconocimiento y celebración de lo lejos que has llegado y tu compromiso con el logro de tus objetivos de pérdida de peso y el máximo estado físico.

¡Llegarás ahí! ¡Es emocionante y el viaje debería disfrutarse así como sus resultados finales!

Recursos y Apps

Hay muchas Apps disponibles para usar en tu teléfono inteligente o computadora que pueden hacer el proceso de seguir tu ejercicio y quema de calorías fácil y divertida. Aquí hay algunas que sugiero les eches un vistazo si estás interesada en esto.

Sistemas de Manejo de Calorías:

bodybugg® Calorie Management System
Este es un sistema que ayuda a rastrear la cantidad de calorías que consumes, así que como las que quemas. Incluye un brazalete y un servicio de aplicación basado en suscripción que es accesible a través de aplicaciones de teléfonos inteligentes o en línea. También tienes la opción de ver tu progreso dentro de la unidad de pantalla incluido.
http://www.24hourfitness.com/training/bodybugg/

The Biggest Loser® SLIMCOACH™ y Polar WearLink® + transmisor
Estos dos elementos también ayudan a realizar un seguimiento de tus calorías, tanto consumidas y quemadas. Visualmente, es muy fácil ver cuándo llegas a tus objetivos, porque el objetivo es pasar el Círculo de la Salud que se encuentra en el dispositivo de rojo a verde.
http://www.nbcuniversalstore.com

NIKE Fuelband
Se trata de una herramienta similar en la forma de una banda simple que llevas en la muñeca. Este dispositivo hace un seguimiento de tu movimiento y de tu progreso hacia una meta diaria que tú definas. Una vez que hayas logrado tu meta establecida de movimiento para el día, la imagen en el dispositivo o el software se vuelve verde. Puedes realizar un seguimiento de tu progreso en el sistema o con la aplicación de teléfono inteligente.
http://www.nike.com/fuelband/

Varios DVDs de ejercicios:

Jillian Michaels

Yo recomendaría cualquier cosa con Jillian Michaels, si deseas obtener un entrenamiento muy eficaz. No va a ser fácil hacerlos al principio, pero apégate a él y vas a notar los resultados.

Jillian Michaels: Banish Fat, Boost Metabolism

Jillian Michaels: No More Trouble Zones

Jillian Michaels - 30 Day Shred

Jillian Michaels: Shred-It With Weights

Jillian Michaels: Yoga Meltdown

Ana Caban

Hay un montón de varios DVDs de Pilates (yoga) que puedes probar. Personalmente, me gusta el estilo de Ana Caban, así que voy a enumerar algunos de los de ella aquí.

Pilates - Beginning Mat Workout

Pilates Intermediate Mat Workout

Pilates Core Challenge with Ana Caban

8 Minute Abs

Sólo puedo encontrar la versión VHS de esto en Amazon en este momento, pero voy a poner un link con él en caso de que puedas encontrarlo en otro lugar. Hay algunos otros conjuntos que incluyen ejercicios para otras partes del cuerpo a los que también pondré el link debajo.

8 Minute Abs [VHS]

8 Minute Workouts: Arms/Abs/Buns/Legs

:08 Min Core Workouts: Abs, Arms, Thighs, Buns and Stretch

Libro 6: Volver a la Rutina Después de Ganar Peso

Una Nota de Paula...

Mi titulo de trabajo para este libro en la serie ha sido la "Edición ¡Ups!"

¿Cómo va uno de perder 100lbs (¡120lbs para ser exacta!) para ganar casi la mitad del peso de vuelta Y TODAVIA sentirse lista para ponerse los guantes de nuevo?

Una de mis metas más grandes escribiendo esta serie de libros es ayudar a otros que estén en una posición similar a la mía con su peso, motivación y autoestima. Una de mis intenciones más grandes haciendo esto es ser tan transparente y tan real contigo como pueda.

No quiero ser de esa persona que te venden una fórmula para perder peso rápido y arreglar tu vida, ocultándome detrás de mi peso e inseguridades. Te diré directamente que tú y yo somos más o menos iguales. No soy perfecta en esto y me gusta llamarme a mi misma un trabajo en progreso.

Así que mi historia continúa como alguien que SI perdió 120lbs para los 40 años, como lo fue mi meta original. A los 42 años (¡como vuela el tiempo!), me encontré a mi misma con casi la mitad del peso ganado. ¡GUAO! ¿Cómo pasó esto y que podía hacer para remediarlo?

Depende de cuando estés leyendo esto, podrías estar disfrutando conmigo esta parte del trayecto para perder 50lbs y realmente poder hacer esto juntos. (Asegúrate de enviarme una reseña- la mejor manera de comunicarnos sería por Facebook o a través de mi página web- se muestra al final del libro)

La buena noticia es que si yo (o tú) trabajamos para perder 120lbs de una manera saludable y evitamos en su mayoría lo difícil, lo podemos hacer de nuevo y bien.

El plan expuesto en los libros anteriores es sólido. Sé eso con seguridad. Es realizable, saludable y muy divertido. La solución es llevar a cabo este plan y no tratar de encontrar otra dieta de moda o trucos que hagan perder peso muy rápido que solo funcionará en un corto plazo, contrario a lo que queremos, que son resultados duraderos.

La pregunta que realmente debemos hacer no se trata tanto de perder peso sino de reconocer (sin TANTO análisis) que estuvo mal y como NO volverlo hacer en el futuro.

Quiero un cambio duradero para mí y para ti. Esto significa ser capaz de hacerle frente a lo que nos pasa en la vida sin necesidad de refugiarnos en la comida y continuar siempre con el objetivo de estar saludables.

Este libro está hecho para ayudarte a encontrar la motivación para regresar a un plan de pérdida de peso y a aprender de errores pasados por lo que el peso que hayas ganado es solamente otro peldaño para tu meta final, más que una excusa para abandonar por completo el cambiar tu vida.

Si yo puedo hacerlo, tu también. Entonces vamos a hacerlo juntas.

Yo soy sólo una mujer "común" perdiendo 100 lbs. y que ha conseguido una cantidad de estrategias que sirven para ese objetivo. En este libro quisiera compartir contigo las estrategias que me han servido en términos de conseguir volver a este camino después de un aumento de peso significativo. Tú tienes en tus manos elegir un camino de destrucción y depresión o volver al camino correcto para estar saludable y continuar cambiando tu vida.

El perder peso y el estar más saludable ha impactado cada área de mi vida y quiero eso para ti. No he llegado aún a eso, pero sé que MUCHO de este trayecto es el empezar y no dejarnos caer cuando cometemos errores. Puedo ayudarte con eso.

Déjame caminar contigo mientras continuas tu plan para conseguir tu propio éxito.

Este libro, el cual es el volumen 6, como todos los demás puede ser leído por si solo. Se supone que sea un modelo para ayudarte con la motivación que necesitas para volver al camino correcto luego de un aumento de peso.

Por TU éxito,

Paula

¿Qué pasó?

¿Cómo pasó? Como es que uno puede seguir después de hacer el esfuerzo de perder más de 100lb, sólo para verse en el espejo con 50 lbs. de aumento 2 años después.

Sí, esta es mi historia real. No estoy orgullosa del hecho de haber aumentado esa cantidad de peso de nuevo. Si, de verdad pienso en eso, la verdad me vuelvo loca porque nada se siente mejor que tener un cuerpo sano y en forma.

¿Entonces, qué pasó en mi caso? La vida pasó a ciencia cierta...pasó o pasará para ti también.

Perdí mi empleo, pasé por algunos cambios, tuve algunas relaciones problemáticas........Podría pensar probablemente en una cuantas razones más (¿excusas?), ya te podrás imaginar.

No soy de las que se fija en cosas negativas. Soy realmente más de los que pensamos "que el vaso está medio lleno", "de levantarme sin ayuda de nadie" pero te digo estas cosas para que tengas idea de cómo me tomo la vida después de este gran aumento de peso.

Estaba mucho menos preparada de lo que creía para lidiar con esto. Obviamente tengo las herramientas, pero nunca tuve un plan de acción establecido para lidiar con los momentos difíciles de la vida.

Me permití caer en unos hábitos alimenticios nada saludables y junto a una actitud de no preocuparme tanto, esta fue una fórmula para ganar peso.

He aprendido una GRAN lección durante este proceso. Estoy aún aprendiendo y mientras lo hago al mismo tiempo voy cambiando mi vida para mejor.

Quiero que te levantes también y prometas hacer esto una parte del proceso de aprendizaje. El ganar peso, incluso luego de perder tanto peso, no necesita definirte a ti o a tu nivel de éxito usando tu propio conocimiento para estar saludable. USA esto como cualquier otra lección en tu vida. Si aprendes de esto, seguirás adelante en un camino saludable y que te traerá a corto plazo éxito con tu propia pérdida de peso.

Si te encuentras en una situación similar a la mía, estoy casi seguro que has estado menospreciándote cuando se trata de hablar de uno mismo y de cómo te sientes acerca de ti mismo en este momento.

En la próxima sección, voy a trabajar para convencerte de que dejes esos desatinos. No es muy útil y necesitamos nuevas herramientas......nuevas, hablar con uno mismo positivamente para regresar al camino correcto.

No te menosprecies a ti misma

Esta es realmente una parte crucial del proceso. ¿Puedes dejar de menospreciarte por tu aumento de peso y por los errores cometidos? ¿Puedes hacer esa promesa hoy?

Realmente no es útil para ti y quiero que empieces a llenar tu mente........que todo tu ser este lleno de pensamientos positivos de ahora en adelante.

Sí, vamos a tomar en cuenta todos esos errores que hemos cometido y como te llevaron a ganar peso PERO no estamos haciendo esto para castigarnos a nosotros mismos. La motivación debe venir desde la utilidad en términos de continuar un camino para estar saludable y en forma.

No podemos estar en negación sobre lo que nos trajo hasta aquí, por lo tanto debemos enfrentarlo, pero siempre tomando en cuenta el conocimiento y el cambio. Puedes amarte lo suficiente para ser crítica al analizar los errores cometidos SIN criticarte a ti misma. Sé que esto es difícil, pero no puedes golpearte a ti misma acerca de nada. No lo hagas nunca más.

Esto es todo un proceso....Un camino en el que estamos. Realmente tenemos la oportunidad de ver el peso que hemos ganado y los errores cometidos como también un camino de aprendizaje y no dejarnos caer en la derrota. Sólo porque en el pasado hayas perdido peso y luego lo hayas aumentado de nuevo, no quiere decir que el futuro tenga que ser así. Sólo tienes que decidir elegir ser optimista y aprender acerca de tus errores como un camino a seguir adelante hacia tu última pérdida de peso y metas sobre la salud.

Ahora esto que hemos HECHO con negativismo y golpeándonos a nosotras mismas (¿Ya lo has dejado atrás, verdad?) vamos a dar un vistazo de que está pasando actualmente.

Empezaremos con todo lo que hemos hecho bien por supuesto. ;)

Mira lo positivo

Antes de mirar los errores cometidos y lo que te llevó a ese aumento de peso, quiero que indagues profundamente y pienses acerca de todas las cosas que has hecho bien estos últimos meses.

Si has perdido una cantidad de peso significativo antes de haber aumentado de peso recientemente, podría apostar dinero al hecho de que manejaste algunas cosas con buen resultado. Por favor dime que es lo que es. (Estoy guiñando un ojo mientras escribo esto, porque SE lo fácil que es caer en un "desliz" de viejos patrones de vida y "olvidar" la persona en la que te has convertido).

Logré hacer algunas cosas bien. Gracias a Dios, o estoy muy segura de que el aumento de peso hubiese sido mayor.

¡Milagros de todos los milagros, a lo largo de mi pérdida de peso incluso creé un grandioso hábito de ejercicios diarios! ¿Tú también lo hiciste?

He logrado continuar haciendo mi cardio, entrenamiento de estiramiento y trabajo abdominal con constancia. Claro, hay días (incluso semanas) en que no lo hice, pero en general esto es algo que he continuado haciendo regularmente en mi vida. Considero esto un gran éxito, así que bien por ese lado.

Si no hubiera estado haciendo ejercicio, estoy casi segura de que hubiese aumentado las 50 lbs. más rápido de lo que lo hice.

Continué bebiendo cantidades adecuadas de agua y comiendo la mayoría de los alimentos saludables que estuve comiendo durante mi pérdida de peso. (Que conste que hubo también comida "no saludable", pero con eso lidiaremos en la próxima sección).

Estuve en mucha menos "negación" acerca de mi peso de la que estuve en el pasado. (O hubo un poco de negación a medida que aumentaba la cifra en la balanza a ciencia cierta, pero he estado peor en este sentido).

No me permití comprar ropa nueva en tallas mas grandes excepto por lo que era absolutamente necesario. Esto podría ser mucho más fácil para mí que para otra gente, pues yo trabajo desde la casa y el guardarropa no es realmente una parte importante de mi vida. Este es también un aspecto negativo, del cual hablaré en la próxima sección.

Ahora es tu turno.......trata lo más fuerte posible de no estar en "modo de menospreciarme" y piensa en qué cosas HAS estado haciendo bien. ¿De qué manera no has vuelto completamente al punto de partida en este proceso?

Si por casualidad, no puedes conseguir una sola cosa que no hayas estado haciendo bien..... te perdono. Por favor perdónate a ti mismo.

Esto no significa que el éxito no sea para ti o que no alcanzarás tus propias metas de convertirte en una persona saludable y en forma. Sólo significa que te estás preparando para ser "honesta" contigo misma y hacer una promesa de ser MÁS consciente y estar MÁS presente en tu cuerpo de ahora en adelante. Eso, se que lo puedes hacer.

Ahora estamos preparadas para lidiar con nuestros errores.......respira profundo, esta bien.

¿Cuáles fueron los errores?

De acuerdo, esta sección puede requerir que se respire profundo. Lo podemos hacer. Lo vamos a superar juntos.

¿Dónde nos equivocamos?

¿Fue esa primera visita al local de comida rápida? ¿Fue aquella semana de vacaciones? Cuando (de nuevo) me mudé a través del país, no tenía realmente ningún plan en marcha. ¿Fue allí cuando pasó? Luego tuve una mala relación que definitivamente me llevó a no tener cabeza para nada. ¿Fue allí cuando tire la toalla y decidí que no importaba más mi salud? Perdí un trabajo y me sentí como una completa perdedora mientras lidiaba con problemas financieros. ESE fue definitivamente un tiempo de depresión y puedo ver que ese fue un giro decisivo para mí.

Estoy siendo un poco tonta al compartir todo esto. (Bueno, tonta no es realmente una palabra adecuada ya que todas esas cosas SÍ pasaron y fueron cualquier cosa menos tontas en ese momento).

Mi punto es que me pasó la vida. Por supuesto hay muchas cosas buenas que pasaron al mismo tiempo, pero el punto es que la vida puede ser algo así como una montaña rusa. Eso lo sabemos. Perder peso y estar saludables NO hace nuestras vidas perfectas. Todavía necesitaremos aprender cómo lidiar con los retos de la vida.

La cuestión de la que hay que estar muy conscientes si se tiene un problema con comer de más y el peso, es que tendemos a lidiar con los problemas de la vida refugiándonos en la comida y en los viejos hábitos que nos llevaron a estar así de gordos. Es necesario que aprendamos nuevas formas para lidiar con estos aspectos de la vida porque la comida es una solución a corto plazo que puede conducir a un mayor problema si dejamos que se nos vaya de las manos.

Así que es momento de que pensemos realmente sobre donde nos equivocamos durante este tiempo. Esto NO se trata de menospreciarnos. Se trata de usar los datos para crear un plan para el futuro.

Necesitamos un plan por lo menos para un periodo de tiempo. Esto será algo a lo que acudir cuando estemos frente a los obstáculos en el camino de la vida y que nos ayudara a NO salirnos tanto del camino al cual es tan difícil regresar, a nuestros nuevos hábitos saludables.

Aquí están algunos de mis errores.

Cuando empecé a aumentar de peso, dejé de contar las calorías que consumía.

Dejé que una visita ocasional al local de comida rápida se convirtiera en algo más habitual.

Me permití excederme cuando estaba en el SPM o cuando me sentía sin ánimos.

Fui menos organizada con mi plan semanal de comidas y de compra de víveres.

Dejé de pesarme regularmente.

Dejé de usar pantalones de jean. (Pasé la mayor parte del tiempo en pantalones deportivos o pijamas)

Dejé de escribir regularmente en mi blog. (¡Aparentemente bloguear me había ayudado a ser más consciente!)

Así que esos son algunos de los peores. ¿Tú tienes una lista?

Es importante que llevemos a cabo este paso para ser capaces de aprender y crecer a medida que avancemos. Es de verdad el único modo de avanzar de un modo que conduzca al éxito. Quiero destacar que NO me gusta SOBRE analizar las cosas. Solo pienso que debemos reconocer los errores del pasado para poder ser ACTIVOS al hacer un plan para el futuro que incluya el cómo atacar cada una de estas cosas CUANDO aparezcan de nuevo. Ellas APARECERÁN de nuevo.

También quisiera tomar un momento para decir que a pesar de que no estoy ni un poco calificada para analizar los problemas mayores por los que puedas estar cayendo de nuevo en patrones insanos, recomiendo bastante buscar terapia para ayudar a reconocer cuales podrían ser algunos de estos problemas. Definitivamente hay un momento y lugar adecuados para un buen terapeuta y personalmente creo que todos se pueden beneficiar de esto en algún momento de sus vidas. Yo tuve un terapeuta por varios años y la experiencia me cambio la vida completamente.

Además, vale la pena decir que puede haber una razón muy válida por la que la comida y el aumento de peso se han convertido en un mecanismo para afrontar cosas para algunos. Solo tú sabes los problemas de tu pasado y yo solo quiero darte el permiso y el apoyo para que busques ayuda con respecto a cosas que están fuera de tu alcance para resolverlas por ti misma. Eso es lo mejor que podrías hacer por ti misma.

En la siguiente sección, hablaremos de cómo vamos a reunir la motivación para volver al camino correcto de nuevo ¡vamos a HACER esto!

Empezar de Nuevo

En términos de nuestros pasos reales, no estoy sugiriendo nada diferente a lo que he estado destacando en los libros anteriores.

Este NO es el momento de recurrir a una dieta rápida, de líquidos ni nada que no sea saludable y que sepas que haya sido efectivo para ti en el pasado en lo que a perder peso se refiere.

En términos de esta seria, quiere decir:

1. Crear una estrategia (Libro 1: Creando TU Plan para el Éxito en la Pérdida de Peso)

2. Revisar las imágenes, tablero de visión, videos y otras cosas que hayamos creado para motivarnos al principio. (Libro 2: Cómo Conseguir Motivación para Perder Peso y Ser Saludable)

3. Designar nuevas metas y un plan de acción. (Libro 3: Establecimiento de Metas para Bajar de Peso)

4. Crear un menú y una lista de víveres para la semana siguiente y un nuevo compromiso de contar la cantidad de calorías que se consuman.
(Libro 4: Comer para Perder Peso)

5. Crear metas de ejercicio para la semana siguiente y ponerlas en el calendario. (Libro 5: Ejercicio para Perder Peso)

Ahora, lo que pudieses necesitar de mi es una buena dosis de motivación... todas las razones por las que se que PUEDES hacerlo.

En realidad si has perdido cualquier cantidad de peso cercana a la que yo he perdido, la buena noticia es que estabas cerca, ¿cierto? Apuesto a que si cierras tus ojos y piensas en tu peso más bajo en el recorrido, puedes recordar cómo te sentías.

ESTO tiene que ser tu motivación durante los momentos en los que estés intentando regresar a tus hábitos saludables durante la Semana 1. ¿Recuerdas cuando estabas apenas empezando? Es así de importante, la Semana 1, el punto crítico. Si apenas logras aferrarte, concéntrate y piensa en tus metas para toda esa semana, lo más probable es que estarás navegando hacia pérdida de peso constante a partir de este punto.

Así que prácticamente las palabras de ánimo se resumen en "solo hazlo". Llega al final de la Semana 1 y estarás volviendo al camino correcto.

Está bien, se que puede no ser tan fácil como eso, pero entiendes lo que te digo. Realmente puedes cambiar esto y si decidimos aprender de nuestros errores del pasado, no existe una razón por la que la balanza tenga que ir en esa "otra" dirección de nuevo. (al menos no por tanto ¿cierto?)

En la siguiente sección, Repasare algunas estrategias para crear un plan que permitirá lidiar con futuros desafíos y cómo podemos asegurar que nunca nos saldremos del camino de nuevo.

Un Nuevo Plan para Éxito Duradero

Aquí es donde queremos revisar cada uno de nuestros "errores" y crear un plan con estrategias para lidiar con estos en el futuro. Ellos APARECERÁN de nuevo... lo puedes apostar. La clave para el éxito será estar conscientes sobre las elecciones que hagamos y no entrar en negación sobre las repercusiones (potencial aumento de peso) al elegir la opción no saludable.

Empezare usando mis errores como ejemplo. Supongo que estos puedan en realidad parecerse a los tuyos. ¿Ves que tan parecidas somos? ;)

Cuando empecé a aumentar de peso, deje de contar la cantidad de calorías que consumía.

1. Cuenta las calorías diaria/semanalmente. Comprométete a contar las calorías consumidas diaria/semanalmente de nuevo. Yo uso la aplicación para iPhone "Lose It" que lo hace realmente fácil. El desafío real con esto no es tirar la toalla al contar calorías apenas termino de hacerlo cierto día. En realidad el compromiso debería ser contar las calorías A PESAR de como este yendo el día. ¡ESTO es lo que lo nos mantiene alejadas de la negación!

Si realmente necesito un descanso (algunas veces esto puede hacerse aburrido por cualquier razón), me permito dos días del mes si/como sea necesario sin contar calorías. Esto no debe ser usado como excusa para enloquecer con la comida, sino como medida para ver cómo nos iría sin contarlas a lo largo del camino. No se ustedes, pero a mí me encantaría prever un futuro en el que no necesite contar calorías y el comer la cantidad adecuada de alimentos sea algo que se me dé natural.

Dejé que una visita ocasional al local de comida rápida se convirtiera en algo más habitual.

2. Conoce y limita las cosas que sean "disparadoras" de tus viejos hábitos. Este es un área en el que tengo que estar atenta ya que para mi puede ser una pendiente resbaladiza. Pienso que todos tenemos distintos "disparadores" cuando se trata de comida o hábitos que puedan conducir a una recaída si no somos completamente conscientes. No quiero prohibir ninguna comida por completo. Para mí, esto simplemente no funciona a largo plazo. Diría, sin embargo, que es probablemente sabio tener por lo menos un periodo de abstinencia de comida rápida mientras me encamino de nuevo y empiezo a sentirme más fuerte con respecto a mis decisiones.

La siguiente acción a tomar podría ser ponerle un límite como forma de lidiar con un problema potencial a largo plazo. Puedo imaginarme diciendo que no voy comer comida rápida más de 2 veces al mes por ejemplo. Otro modo de lidiar con esto sería tener un plan sobre las cuales serian las opciones personales durante una visita a un local de comida rápida o a cualquier restaurante. Tiendo a no ir mucho, tanto por conveniencia como porque cedo ante un antojo por comer un articulo determinado en el menú, pero para alguien que come fuera con más regularidad por necesidad, la planificación avanzada y elección de alimentos saludables es definitivamente el modo de reprimir este disparador.

Me permití excederme cuando estaba en el SPM o cuando me sentía sin ánimos.

3. Ten un plan establecido con cosas que puedas hacer para sentirte mejor cuando estés lidiando con el SPM o con un sentimiento de inquietud.

Así que la realidad (si eres una mujer) es que probablemente el SPM no se irá a ningún lado pronto. Puedo contar con ello cada mes. Grrr....lo que sí se es que cuando hago ejercicios con regularidad y como saludablemente, los síntomas son menores y muchos de mis antojos y momentos de locuras pueden ser reprimidos. Esto significa que una resolución para este reto podría estar en el re-compromiso de enfocarse de nuevo en la estrategia para perder peso. También puedo hacer un mejor trabajo en el conteo de calorías y en la planificación teniendo opciones a la mano que sean un gusto o recompensa (como mi helado favorito bajo en grasas o un bocadillo de 100 calorías), pero que no rompan el presupuesto de calorías de la semana.

Al hablar de los momentos en los que no se tienen ánimos, se que hay ciertas cosas saludables que puedo hacer para salir de ese estado. El ejercicio es un plan excelente para una ocasión como esta. Difícilmente te mantendrás depresiva si sales un día de sol a hacer 2 horas de bicicleta. Algunas veces durante esos momentos sin ánimo, me permito ser "mas perezosa" de lo normal PERO sólo por ese día. Podría ser una ocasión para un maratón de buenas películas, por ejemplo. Todo esto esta bien mientras un montón de comida chatarra (¡o alcohol!) no entren en la ecuación.

Fui menos organizada con mi plan semanal de comidas y la compra de víveres.

4. Se organizada con tu plan diario/semanal de comidas y con la lista de víveres. Esto significa ir al inicio y recordar el compromiso de planificar mis comidas diarias (o semanales) y asegurarme de estar preparada con una lista cuando vaya a hacer mi compra de víveres. Además de esto, no hagas compras cuando tengas hambre y evade compras impulsivas que son menos probables si nos apegamos a la lista. Si te sientes aburrida con los platos que habías estado comiendo, podría ser una gran idea explorar nuevas recetas como modo de regresar a tu rutina. Quizá prueba una comida étnica nueva que te guste. Podría incluso haber una tienda de víveres que atienda mas los distintos tipos de comida dependiendo de que tan grande sea el área donde vives.

Dejé de pesarme regularmente

5. Pésate una vez a la semana para mantenerte atenta con algún aumento de peso. En mi opinión, cuando se trata de errores y de enfrascarse en la negación, este es el factor mas importante. Si evitamos el peso, es mucho mas fácil dejarse llevar por los viejos hábitos. Hay algo acerca de enfrentar la realidad del número en el peso que podemos mantener en nuestro camino que es lo que realmente queremos ¿Cierto? Claro que es mucho mas fácil lidiar con cualquier aumento de peso cuando se detecta a tiempo. Mi estrategia es pesarme mínimo una vez a la semana sin importar nada.

Dejé de usar mis jeans. (Pasaba la mayor parte del tiempo en pantalones deportivos o pijamas)

6. No uses ropa que "perdone" mas tu aumento de peso – pantalones deportivos y pijamas por ejemplo. Para mi, este fue un error muy fácil de cometer debido a que trabajo desde mi casa y paso mucho tiempo a solas. Esto se traduce en estar completamente cómoda y raramente arreglarse o maquillarse. En teoría, no tengo problema con esto y amo la libertad y el hecho de que puedo pasar tiempo haciendo otras cosas que no sean preocuparme por mi apariencia diaria. Obviamente el lado malo de esto es que es muy fácil no notar esas 5 lbs de más o algo por el estilo cuando tus pantalones tienen elástica o un cordón. ¡Obvio! La solución es ponerte tus jeans (Por Dios, incluso algo de maquillaje) una pocas veces a la semana al menos por un tiempo. Usar tus jeans de vez en cuando es un modo seguro de tener esos centímetros de mas bajo control.

Dejé de escribir en mi blog regularmente. (¡Aparentemente bloguear me había ayudado a ser más consciente!)

7. Tener alguna forma de rendición de cuentas que sirva de apoyo. Puede que bloguees o no sobre tu vida personal o tu lucha con la perdida de peso. Con suerte si no lo haces, tienes por lo menos a una persona en tu vida que es capaz de ser tu compañero cuando de rendir cuentas se trata. Rendir cuentas a otra persona (¡o a la blogosfera!) puede ser de gran ayuda cuando se trata de mantenerte en el camino con tus esfuerzos para la perdida de peso. Puede ser critico crear un sistema de soporte que tu mismo controles cuando comiences el proceso al mismo tiempo que sería critico conseguir a otras personas que te den algo de motivación y soporte. Comparte tu lucha con alguien que comprenderá por lo que estás pasando. Si quieres ir un paso adelante, debes establecer tu propia presencia en línea en forma de blog personal o de otra manera en una página de Facebook, la cual es gratis y no necesita de mucha experiencia técnica.

Sugerencias adicionales para mantenerte en el camino correcto a largo plazo:

8. Conoce el límite de peso que puedes aumentar. Esto se trata más de la fase de mantenimiento después de haber alcanzado la última meta de pérdida de peso, pero quise mencionarlo como punto crítico para no aumentar de peso nuevamente. Por supuesto todos amamos la idea de no preocuparnos acerca del aumento de peso o las fluctuaciones de números que vemos en la balanza, pero esto no es realista. Especialmente para las mujeres, nuestro peso puede fluctuar definitivamente con el SPM o con la hinchazón. Sugiero que mientras continuas pesándote por lo menos una vez a la semana, tengas un rango de peso y no un número en particular al cual estar apegado. Habiendo dicho esto, debes tener un número máximo en mente que disparará patrones diferentes. Si cortas esto de inmediato, el aumento de 5 lbs no se tiene que convertir en 10 lbs. y puedes fácilmente deshacerte de ese aumento de peso al estar al tanto de las calorías y al ejercitarte por las próximas semanas.

9. Tomate el tiempo para crear un tablero de visión para tu futuro y mantenlo frente a ti para que te inspire. Teniendo algo visual para motivarte puede ayudarte a mantenerte en el camino correcto con tu compromiso y metas. Cuando sientas que resbalas, tomate el tiempo para de verdad mirar la representación visual que has creado para la vida que quieres tener. Puedes cambiar tu vida. Haz lo que necesites para mantener el fuego encendido.

10. Diseña una recompensa especial que te ayude a volver al camino correcto con tus esfuerzos para la pérdida de peso. Como ejemplo, podrías planificar un pequeño y agradable viaje de aquí a 3 meses. Las Vegas o un fin de semana en un spa vienen a la mente dependiendo del tipo de actividades que prefieras. Si viajar no te satisface, otra idea podría ser ahorrar para un lindo atuendo nuevo para algún evento especial que tengas o simplemente para añadirlo a tu guardarropa. Elige una recompensa que tenga significado para ti y que te inspirará a continuar con tus esfuerzos.

Si nadie más entiende o cree que puedas hacer esto, ¡Quiero que sepas que yo soy tu animadora! ;) Sigue leyendo mi amiga...

Yo Creo en Ti

Se lo que es sentirse sola en tu lucha por perder peso. Miras a tu alrededor a todas esas personas en tu vida que parecen tenerlo todo resuelto y por momentos sientes que estas sola.

Me he sentido así a pesar de SABER que tengo amigos y familia que me aman y me apoyan.

Pienso que solo alguien que ha pasado por esto y ha sido obeso puede verdaderamente entender todo el dolor y la lucha que atraviesas durante este proceso. Con esto no quiero decir que otras personas no tengan problemas, seguramente los tienen. Conozco a muchas personas que son delgadas e infelices así que ser delgado y estar en forma no es la respuesta a la felicidad.

Cuando somos obesos, nuestro "problema" esta a la vista de todos... para ser juzgados. Es un hecho. Esta allí.

Solo quiero tomar esta oportunidad para decirte que de verdad creo que puedes hacerlo... del mismo modo que creo poderlo hacer.

Tenemos el deseo y el conocimiento para hacer un cambio significativo en nuestras vidas. Si has pasado por un aumento de peso reciente luego de una gran pérdida, ya debes saber que se siente experimentar el éxito de sentirte más ligero y en forma. Indaga profundamente y recuerda como se sentía. ¿Qué tanto quieres sentirlo de nuevo?

Quiero eso para ti... Creo esto para ti y espero que tú también estés lista para hacer el compromiso.

¡Hagámoslo!

Siguientes Pasos

Espero que hayas disfrutado leyendo la guía de compilación de la serie, " Cómo perder 100 libras" y también espero sinceramente que te inspire para hacer cambios saludables duraderos para tu propia vida.

Si disfrutaste de este libro, de verdad apreciaría si te tomas un momento para dejar una crítica honesta.

De verdad me encantaría oír de ti, y en serio apreciaría oír tus comentarios así como me encantaría ponerle nombres a esos que son serios sobre crear un cambio en sus vidas.

¡Estamos juntas en esto! ¡Y quiero que sepas que tienes una porrista en mí!

¡Buena suerte con tu pérdida de peso! ¡Sé que puedes hacerlo!

Por favor visita el sitio debajo. Me encantaría oír de ti.

Visita el link debajo para descargar mi regalo GRATIS para ti - "Tu Plan Exitoso para Perder Peso".
(Y ser notificado en nuevos títulos y ofertas especiales)
http://www.celebrateweightloss.com

Por favor también únete a nuestra página de Facebook - hay un gran y solidario grupo de personas aquí:

http://www.facebook.com/howtolose100pounds

Twitter
https://twitter.com/#!/pseymour

Por TU éxito,

Paula

Ahora disponible en audio.

"Cómo Perder 100 Libras" ahora está disponible como audiolibro (en Inglés).

Puedes escuchar una muestra gratis aquí:

CelebrateWeightLoss.com

¡Mas versiones de audio muy pronto!

Todos los Títulos en Español

Todos los Títulos en Español de P. Seymour se puede encontrar aquí:

CelebrateWeightLoss.com

Nota Legal y Descargos de Responsabilidad:

SIN RECOMENDACION MÉDICA
Ninguna parte de este libro es considerado ser recomendación médica. Estás fuertemente alentada a buscar consejo de un medico cualificado, con licencia y competente antes de comenzar cualquier rutina de ejercicio o cambios en tu dieta.

TODOS LOS DERECHOS RESERVADOS
Ninguna parte de este libro puede ser alterado en cualquier forma, ya sea electrónico o de otra manera, por fotocopia, grabación o por cualquier sistema de almacenamiento de información o sistema de recuperación expresado por escrito, fechado y firmado por el autor.

DESCARGOS DE RESPONSABILIDAD Y/O AVISOS LEGALES
La información presentada aquí representa la visión del autor a partir de la fecha de publicación. Debido a la velocidad con la que cambian las condiciones, el autor se reserva el derecho de modificar y actualizar su opinión basada en las nuevas condiciones, según proceda. Este libro es para propósitos informativos solamente. Si bien todos los intentos se han hecho para verificar la información proporcionada en este libro, ni el autor ni sus afiliados / socios asumen ninguna responsabilidad por errores, inexactitudes u omisiones. Cualquier desaire de personas u organizaciones que no son intencionales. Usted debe estar al tanto de las leyes que rigen las transacciones comerciales u otras prácticas de negocios en su país y el estado. Cualquier referencia a cualquier persona o empresa ya sea viva o muerta es mera coincidencia.

El comprador o lector de este documento asume la responsabilidad del uso de este material e información. El cumplimiento con todas las leyes y regulaciones aplicables, federales, estatales y locales, que rigen la concesión de licencias profesionales, las prácticas comerciales, la publicidad y todos los demás aspectos de la actividad empresarial en los Estados Unidos o cualquier otra jurisdicción es la responsabilidad exclusiva del comprador o lector.

El autor y el editor no asumen responsabilidad alguna en nombre de ningún comprador o lector de estos materiales.

www.ingramcontent.com/pod-product-compliance
Lightning Source LLC
Chambersburg PA
CBHW072122270326
41931CB00010B/1636